中医正养中国人

适合中国人体质的养生指南

王长松 王露凝◎著

图书在版编目（CIP）数据

中医正养中国人 / 王长松, 王露凝著. -- 成都：
四川科学技术出版社, 2024.5
ISBN 978-7-5727-1360-6

Ⅰ.①中… Ⅱ.①王… ②王… Ⅲ.①养生(中医)
Ⅳ.①R212

中国国家版本馆CIP数据核字(2024)第108642号

中医正养中国人

ZHONGYI ZHENGYANG ZHONGGUOREN

王长松　王露凝　著

出 品 人　程佳月
责任编辑　唐晓莹
助理编辑　刘倩枝
选题策划　鄢孟君
责任出版　欧晓春
出版发行　四川科学技术出版社
　　　　　成都市锦江区三色路238号　邮政编码 610023
　　　　　官方微博 http://weibo.com/sckjcbs
　　　　　官方微信公众号 sckjcbs
　　　　　传真 028-86361756
成品尺寸　165 mm × 240 mm
印　　张　14.5
字　　数　290千
印　　刷　成都兴怡包装装潢有限公司
版　　次　2024年5月第1版
印　　次　2024年7月第1次印刷
定　　价　58.00元

ISBN 978-7-5727-1360-6

邮　　购：成都市锦江区三色路238号新华之星A座25层　邮政编码：610023
电　　话：028-86361770

序

中医知道答案

粗守形，上守神。神乎神，客在门。未睹其疾，恶知其原？

——《黄帝内经》

对于不熟悉中医的普通人或外国朋友来说，中医是一门神秘莫测的学问，最难理解的倒不是它使用了一种沿袭很久的古老的治疗方式，而是它对身体器官的解释。比如，中医所说的心、肝、脾、肺、肾等，不是指人体内部从这个边缘到那个边缘均质分布的器官组织，它们并不能作为独立观察的可解剖的个体，虽然可能也存在着空间的维度，但更多的时候它们是一种互相渗透、彼此关联的功能系统。

这种对身体的认知方式，也决定了中医看待疾病的方式。中医强调将身体作为一个整体来看待，认为器官和疾病紧密地联系在一起，活跃在身体当中。因此，在诊断疾病时，中医师需要拥有一种俯瞰全局、由此及彼的想象力和综合判断力，正如《后汉书·郭玉传》"医之为言意也，腠理至微，随气用巧，针石之间，毫芒即乖"所言，医者在运用针刺、砭石治疗疾病时，需要根据患者的腠理、气机的微妙变化做灵活处理，否则将酿成大错。《黄帝内经·灵枢》

说:"粗守形,上守神。神乎神,客在门。未睹其疾,恶知其原?"意思是说,医术粗浅的医生,只知道观察患者的外表形体,并以此诊断病情,而医术精湛的医生则能根据患者的精神状态和气血盛衰的情况诊治疾病。医术精湛的医生不仅能判断精神状态和气血盛衰,还能知道积聚在人体的邪气出入的地方在哪里。临床上,如果不能判断疾病的性质,怎能探知疾病的根源而进行正确的治疗呢?

一言以蔽之,对于疾病的诊治,中医重视患病的"人",而不是孤立地去审视器官和疾病。"必先度其形之肥瘦,以调其气之虚实,实则泻之,虚则补之。必先去其血脉而后调之,无问其病,以平为期。"《黄帝内经·素问》里的这段话告诉我们,医者必须先估量患者身形的肥瘦情况,再来调理其气的虚实,气实就用泻法泻其有余,气虚就用补法补其不足。一定要先去除血脉中的瘀滞,然后再调气,无论治疗什么病,均以达到气血平和为准则。医者要用自己的感官全面把握证候及患者的整体特征,这样才能正确地遣方用药。比如对于肿瘤的诊断,中医更关注患肿瘤的这个人——其体质是寒是热?气血、阴阳何处亏虚?脾胃功能如何,能否消化食物以满足气血生成的需要?对于肿瘤的治疗,则往往以扶正祛邪为原则:通过扶正来提高患者的气血水平和抗病能力,通过祛邪来限制肿瘤的生长,慢慢使其消散,从而减轻肿瘤对人体的伤害。治疗的重心是提高患者的生活质量,使患者能够带瘤生存,活到天年。患者的症状如何,有哪些痛苦,怕冷还是怕热,是否容易出汗,饮食、睡眠、大小便怎样,抵抗力如何……都是中医遣方用药时需要考虑的问题。

中医把疾病理解为一种动态过程,不同的证候要采用不同的治疗方式，也就是我们常说的辨证施治。"病发而有余，本而标之，先治其本，后治其标；病发而不足，标而本之，先治其标，后治其本。"《黄帝内经·素问》的这段话明确指出：疾病发作时，表现为正气有余的，要按照"本而标之"的原则治疗，也就是要先祛邪气，以治疗本病，然后调理气血，使其恢复生理功能后，再治疗标病；疾病发作时，表现为正气不足的，要按照"标而本之"的原则治疗，也就是要先守护正气，防止正气虚竭，以治疗标病，然后再祛除邪气，以治疗本病。有时则需要"标本同治"。即便面对同一个患者，在治疗期间，也要根据证候的变化，采取不同的策略，如此才能拔除致病的病根——这和中医基础理论中阴阳五行学说所叙述的主张也是一致的。事实上，探寻疾病的根源时，《黄帝内经》正是从阴阳失调的角度来阐发患病的原因的。"夫邪之生也，或生于阴，或生于阳。其生于阳者，得之风雨寒暑；其生于阴者，得之饮食居处，阴阳喜怒。"《黄帝内经·素问》中这段话的意思就是，邪气伤人而得病无外乎两类原因：要么是得于"阴"——由饮食无节、起居无常、劳作过度、喜怒过度所致，如果我们不顺应节气合理饮食，不按照阴阳四季和昼夜寒暑来安排日常起居，喜怒无常，就会生病；要么是得于"阳"——由天地自然变化所造成的，如果我们平时注意保养，这种外感之病是可以避免的。"夫四时阴阳者，万物之根本也。所以圣人春夏养阳，秋冬养阴，以从其根，故与万物沉浮于生长之门。逆其根，则伐其本，坏其真矣。"《黄帝内经·素问》在这里强调，一年四季的阴阳变化，是万物必须顺应的生命之本。圣人在春夏季节保护阳气，以满足生长的需要；在秋冬季节保养阴精，以满足收藏的需要。顺应了这个根本规律，就能和万物一起，在生发、长养、收敛、闭藏的四时循环中健康生活；违背了这个规律，人体的本元就会被摧残。养生的关键就是要遵循春生、夏长、秋收、冬藏的原则，顺应天道，顺应自然。"处天地之和，从八风之理，适嗜欲于世俗之间，无恚嗔之心，行不欲离于世，被服章，举不欲观于俗，外不劳形于事，内无思想之患，以恬愉为务，以自得为功，形体不敝，精神不散，亦可以百数。"《黄帝内经·素问》中的这段话，就引导人们像圣人一样在天地之中安适地生活，遵从"八风"的活动规律，使自己的嗜好和欲望适应世俗社会，没有愤怒、埋怨的情绪，行为不背离世俗的一般要求，穿着装饰普通纹彩的衣服，行为举止不受世俗牵制，外不使身体因为事务而疲劳，内不使思想背负过重的负担，以安逸快乐为目标，能安然自得，感到满足，如此一来，形体不容易衰疲，精神就不容易耗损，寿命也能达到一百岁。

中医是老祖宗留下来的瑰宝，是一种以人为本、关乎实践的人的行为活动。它的天人合一、顺应自然、辨证施治的养生理念和治病原则，经过几千年的发展，早就作为一种文化融入我们日常生活的方方面面。它以充满智慧的独特认知，将身体和疾病与构成自然之道的宇宙洪荒和万物德行联系在了一起。当代国医大师陆广莘在《陆广莘医论集要——中医学之道》一书中论述中医的这种实践观时，饱含深情地写道：

中医学就是一门"究天人之际，通健病之变，循生生之道，谋天人合德"，健康生态的生生之效的实践智慧学。

大哉斯言！"医者意也，在人思虑""善于用意，即为良医"。多年的教学和临床实践使我越来越体悟到，非独中医，其实任何一种医学，本质上来说都是人的实践活动。行动让它具有了流动的生命，而"意"能让我们切身体会到"道"的精妙之处——宇宙、自然、人体、器官、疾病和思维是一条共生的流动的河流，河的彼岸则代表着健康和好运。穿过它们，我们必须摸着石头过河。目下大家看到的这本书，就是基于这样的日常实践来思考中医和理解疾病的。如果它能成为陪您穿过生命之河抵达健康彼岸的一条船或一支桨，那实在是我作为教师和医者的荣幸。

王长松

目录
contents

每个人都会生病，从不生病的人是不存在的。人吃五谷杂粮，生得七情六欲，哪有不生病的道理呢？环境、体质、情绪、生活习惯等，都会影响到人的健康。现代社会，生活节奏快，工作压力大，环境污染严重……这些都会造成人体的免疫力下降，导致脏器功能失调，从而让人患上各种疾病。

今天我们所处的时代与以往相比，社会结构发生了根本性的转变，人们的工作、饮食、起居、交往等生活方式都跟过去截然不同，人类早已忘记我们的祖先曾经食不果腹，为了猎杀一只野兽充饥可能要光着脚丫一口气追逐十几千米……而现在呢？似乎一切都唾手可得：人们吃得越来越好，动得越来越少；忧思越来越多，睡眠越来越少。毋庸讳言，现代人的生活方式出了问题，不健康的生活方式已成为威胁人类健康的头号"杀手"；另一方面，人们滥用药物，使那些令人眼花缭乱的疾病治疗起来逐渐变得困难。

中医是我们的老祖宗留下来的瑰宝。早在几千年前，《黄帝内经》就阐明了天人合一、辨证施治、顺应自然的治病原则和养生哲理。中医的精髓就在于"养"字，中医历来主张养生，核心就是"治未病"。《黄帝内经》上说"不治已病，治未病……此之谓也"，意思是说，没病的时候要采取相应的措施，防止疾病的发生。中医养护亦必须遵守中医辨证施治的原则——一定要因人而异，结合不同的体质，采用不同的方法，这样才不至于犯削足适履的错误。中医是根据中国人体质、禀性总结出来的伟大学说，更适合养护勤劳朴实、善良可爱的中国人。

如果身体得病了我们到底该怎么办呢？是六神无主，病急乱投医？还是讳疾忌医，自欺欺人？这两者都不可取，正确的做法是：与其将自己完完全全交给医生，倒不如自己掌握一些中医养生、治病的知识，在医生的指导下，将疾病送上归途。

中医正养中国人

很多朋友生病了才想起爱惜身体，这就像到了战场上才制造武器，口渴了才去挖井一样。真正珍惜生命的人，不是等病了才重视健康，而是平时就注意身体的养护，善于聆听身体发出的声音，未病先防。会投资的人，总是先投资自己的健康。健康更喜欢那些未雨绸缪的人，身体的事终归要自己说了算！那些善于"治未病"、爱惜自己身体的人，总是能够管住自己的嘴巴，具有良好的生活习惯，把身体"经营"得"红红火火"。

中
医
正
养
中
国
人

第一章

为什么我们每个人都会生病？

　　每个人都会生病，从不生病的人是不存在的。人吃五谷杂粮，生得七情六欲，哪有不生病的道理呢？环境、体质、情绪、生活习惯等，都会影响到人的健康。现代社会生活节奏快，工作压力大，环境污染严重……这些都会造成人体的免疫力下降，导致脏器功能失调，从而让人患上各种疾病。

　　生病是人体的一种自我调节机制，是身体主动和我们交流的一种方式，它让我们停下来倾听身体的声音，提醒我们应及时休养，从而避免身体陷入更大的灾难。生病可以帮助我们更好地认识自己，让我们从繁忙的工作、学习中暂时抽离出来，开始思考生命的意义，学会关爱家人……生病，让我们的人生有了更多的体验。

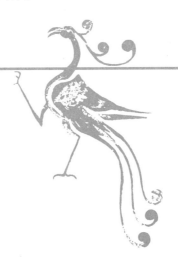

01 正视疾病

既然疾病不可避免，就让我们正视疾病，与疾病愉快地相处吧！如果未病先防，找到影响健康、导致疾病发生的原因和条件，采取相应的防范措施，就能减轻疾病对人体的不良影响，最大限度地维护健康。

不少患者朋友羡慕那些叱咤风云的人物、驰誉中外的明星、腰缠万贯的商人，以为他们都有得天独厚的诊治条件，应该是最健康的。

事实并不是这样。他们中间，也有许多人患高血压、糖尿病、冠心病，甚至肿瘤。他们也有痔疮的痛苦，有失眠的折磨，有不孕的遗憾……

每个人都会生病，从不生病的人是不存在的。人吃五谷杂粮，生得七情六欲，哪有不生病的道理呢？环境、体质、情绪、生活习惯等，都会影响到人的健康。现代社会生活节奏快，工作压力大，环境污染严重……这些都会造成人体的免疫力下降，导致脏器功能失调，从而让人患上各种疾病。

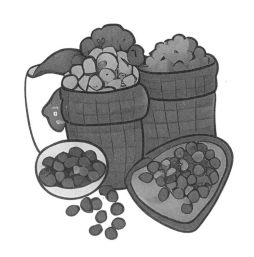

　　既然疾病不可避免，就让我们正视疾病，与疾病愉快地相处吧！如果未病先防，找到影响健康、导致疾病发生的原因和条件，采取相应的防范措施，就能减轻疾病对人体的不良影响，最大限度地维护健康。生病也不一定就是坏事——它会提醒您要关注身体，注意休息，让您停下来倾听身体发出的声音，从而促使您调整自己的生活方式；它能使您更热爱当下的生活，更能体会到健康的重要性。

02 抽不出时间休息的人，最终会"抽出时间"来生病

> 抽不出时间休息的人，最终会"抽出时间"来生病。疾病不是洪水猛兽。真正聪明的人，当身体发出不适的信号时，不应该讨厌它、压制它，而应该静下心来，听听身体的声音，找一找不适的原因，通过疗养、调整，让身体恢复健康。

　　胃又痛了，感觉热辣辣的，有一股酸水上泛。李主任极不情愿地离开电脑桌，找几片药服下去后，又投入了紧张的工作中。他想，无论如何，现在可不是生病的时候。这份标书，明天必须上交；这篇论文，也要在今晚修改出来；周末的学术会议非常重要，起码要把发言的提纲搞定……

　　像李主任这样，正值中年、无暇生病的人，生活中真不少见。他们是单位的中坚力量，肩上有千斤的担子，手里有干不完的工作。他们最害怕生病，也没有时间生病。感冒了，吃点儿药；发热了，吃点儿药；头痛了，吃点儿药；咳嗽时，吃点儿药；睡不着，吃点儿药……总之，身体出现不适时，他们总会想办法，用一些"特效药"把症状消灭在萌芽状态。多年来，他们也真的就这么过来了，虽然能感觉到体质在逐渐变差，但也没有因为生病而影响工作。其实，有些时候，是需要把病生出来的。这样一次

次地头痛医头，脚痛医脚，就会丧失发现疾病根源的机会。就像是身体内部失火，报警器响了，不是去处理火险，而只是把报警器关掉，这必然会掩盖病情，后果可想而知。一次次地压抑症状，病邪不能外排，就会逐渐沉积，最终积重难返，使人一病不起。

抽不出时间休息的人，最终会"抽出时间"来生病。疾病不是洪水猛兽。真正聪明的人，当身体发出不适的信号时，不应该讨厌它、压制它，而应该静下心来，听听身体的声音，找一找不适的原因，通过疗养、调整，让身体恢复健康。

03 "不生病"？可能是身体连发出生病信号的能力都没有了

那种貌似体格壮实的人则不然，他们或健康透支过度，身体无力抵抗疾病，只能眼睁睁地看着病邪长驱直入；或经络阻塞，反应迟钝，难以传递出生病的信号，致使疾病大军压境也浑然不觉，自然会令健康的城池失守。

笔者有一个同学，平时身体很棒，从不生病，精力异常充沛，工作非常出色，只要领导将任务交给他，他肯定能保质保量按时完成。就这样一个令人羡慕、正值中年的"健康人"，却在一次体检中查出肺癌。此后不到三个月，他就走完了人生旅程。令人不解的是，直到他去世前的半个月，仍然没有咳嗽、咯血、胸闷、疲乏等肺癌应有的症状。

　　生活中确实有这样一些人，他们形体壮实，满面红光，精力充沛，乐观自信，白天工作不知疲倦，挑灯夜战仍活力四射，似乎与疾病无缘。

　　其实，这样的人更令人担心。正常人生病，会出现各种症状，感到不适、痛苦。也正是这些不适、痛苦，会引起人们的警觉，迫使大家停下工作，就医诊治，将疾病控制在萌芽状态。那种貌似体格壮实的人则不然，他们或健康透支过度，身体无力抵抗疾病，只能眼睁睁地看着病邪长驱直入；或经络阻塞，反应迟钝，难以传递出生病的信号，致使疾病大军压境也浑然不觉，自然会令健康的城池失守。

　　该痛时不痛，该咳时不咳……在一些情况下，"不生病"并不能表明没有健康问题，而极有可能是身体连发出生病信号的能力都没有了。这里有必要提醒一下那些平时从不患病的"健康人"，一定要注意劳逸结合，不能过分透支身体，定期体检，防患于未然。

中医正养中国人

04 从儿童出疹子看生病的目的

其实，生病是保护人体的一种方法，它提醒我们应及时休养，避免危险，让我们从繁忙的工作、学习中抽出时间，调整好自己的身体状态。

人为什么会生病呢？大家都知道儿童出疹子吧？我们这里以儿童出疹子为例来探讨一下人生病的目的。

孩子出疹子，会不会很严重？这是不少年轻父母很担心的。

其实，发热出疹，是儿童阳气生机勃发的外现。儿童为纯阳之体，蕴含着生长发育的强大活力。春天正是阳气生发的时候，因而，儿童出疹多在春季。中医认为，出疹时可以排出郁积的寒气，达到气血充盈调和的境界。发热出疹时，孩子虽然体温较高，但精神状态良好，不影响他们玩耍和饮食。许多细心的父母会发现，孩子出疹之后，发育更快，似乎又长高了一大截，就像蚕蜕皮之后有了脱胎换骨的变化一样。

发热出疹，也可以提高免疫力。不论是麻疹还是水痘，儿童出疹过后一般都可获得持久的免疫力，很少第二次发病。由此产生的免疫力，对其以后的身心健康都是非常重要的。

发热出疹，还是儿童进一步适应环境的开始。人一旦来到这个世上，就必须适应周围的环境，中医称之为"天人相应"。五脏之中，肺是主持节气、与天相应的关键。发热出疹，是人与自然在肺系体表的第一次对弈，是人适应环境的开始。缺少这一环节，会影响人的适应能力。这就是成年人——特别是老年人发生麻疹、水痘病情比较凶险的原因。

在大多数情况下，儿童出疹不是严重的问题，可能只是一种预后良好的常见疾病，如麻疹、风疹、水痘、幼儿急疹等，但也需要警惕猩红热、带状疱疹、手足口病等，故儿童出疹时，应当及时到医院诊治。

其实，生病是保护人体的一种方法，它提醒我们应及时休养，避免危险，让我们从繁忙的工作、学习中抽出时间，调整好自己的身体状态。

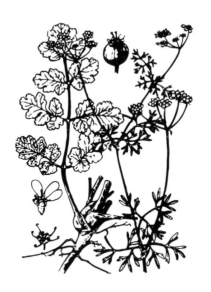

芫荽，俗称香菜，一身是宝，叶、根、茎、籽均可入药，主要用于治疗麻疹、消化不良、风寒感冒、流行性感冒、发热、头痛、痢疾下血、高血压，还对某些食物中毒有解毒作用。《本草纲目》称"芫荽性味辛温香窜，内通心脾，外达四肢"。

老中医建议

对于出疹，若发热时孩子精神状态良好，可鼓励孩子多喝热水，并随时观察孩子的情况。对于高热或有惊痫发作史者，应设法立即退热。

发热而疹发不透时，可用芫荽粥：新鲜芫荽 50 克，粳米 50 克，红糖适量。把粳米及红糖煮成稀粥，然后放入洗净、切碎的芫荽，再煮，沸后即停火。每日服 1~2 次。

出疹后低热、咳嗽，可用荸荠萝卜汁：鲜荸荠（削皮）10 个，鲜萝卜汁 500 毫升，白糖适量。将鲜荸荠、鲜萝卜汁加白糖适量煮开，趁热代茶频饮。

05 生病是身体和我们交流的一种方式

> 如果说健康的身体是"1"，显赫的地位、成功的事业、万贯的资产等，则是"1"后面的"0"。如果没有前面的那个"1"，那么即便有再多的"0"，一切也都是0！为了自己的健康，也为了家人的幸福，我们要学会与身体交流。

身体是革命的本钱，没有什么比身体更重要，这是人尽皆知的道理。在实际生活中，我们为工作而忙碌，为金钱而拼搏，为感情而付出，为事业而奋斗，我们的身体则默默无闻、任劳任怨地为我们奉献，却很少有人能静下心来，倾听自己身体的声音。只有生病时，我们才不得不停下来，与自己的身体交流：你到底怎么了？哪里出了问题？需要怎样的调整？是营养不足，还是饮食过量？是血管不通，还是血液黏稠？是神经衰弱，还是体液的调节失控？心、肝、脾、肺、肾，是哪个脏腑不堪重负？阴阳与气血，是否失衡？

一般来说，如果鼻子出气臭，经常流浊涕不止，这是身体在悄悄地告诉您：可能有鼻窦炎；如果长期低热，盗汗，消瘦，咳嗽，痰中带血，胸痛，这是身体在伤心地告诉您：肺有问题，很可能是肺结核；如果胃部经常隐隐作痛，空腹时痛感会加重，感觉饿了但又不想吃东西，还有干呕的症状，这是身体在真诚地提醒您：已经身患胃病……

笔者接诊过这样一个患者，他自述是一个小老板，创业时，为了生意东奔西走，吃了上顿没时间吃下顿，实在饿极了就随便对付一下。几年后，胃部经常隐隐作痛，空腹时痛感会加重，感觉饿了但又不想吃东西，还有干呕的症状。经笔者诊断，为胃溃疡。疾病要三分治、七分养，对于胃病，更是如此。笔者除了给他开了少量必需的药物外，还告诉他，更重要的是一日三餐要按时吃，不喝酒，不吃生冷的东西，不过分劳累。过了一段时间，他打电话告诉笔者，自感身体好了许多，并表示谢意。

事实上，他需要感谢的是疾病——正是因为疾病，身体向他发出了危险信号，使他能够及时地停下来，与身体交流，及时修补，防止健康"大厦"的轰然倒塌。

如果说健康的身体是"1"，显赫的地位、成功的事业、万贯的资产等，则是"1"后面的"0"。如果没有前面的那个"1"，那么即便有再多的"0"，一切也都是0！为了自己的健康，也为了家人的幸福，我们要学会与身体交流。

06 为什么有一些经常生病的人却更长寿?

大多情况下,人的免疫机能、抗病能力,是需要锻炼的。每一次小毛病、每一次急病重病,都是激活人体免疫系统、训练抗病能力的一次机会。曾经百病缠身的人,几经磨炼,就拥有了对付各种病邪、调节自身平衡的"多兵种部队",因而能够抵御大病,带病延年,甚至长命百岁。

有一位风度优雅的老人,花白的头发,慈祥的眼睛,让人倍感亲切。她个子不高却非常精神,脸上皱纹不多,没有一点儿老年斑。这些,都让您很难想象,她已经 80 多岁。她没有大病,只是偶尔有点儿小病。像她这样的人,在排除重大意外事故的前提下,往往都会长命百岁。

最近,她通过医务处主任的介绍,在笔者这里治好了多年的老寒腿。从交谈中得知,她是一名老红军,经历过枪林弹雨,也曾经患过多种疾病,但她感觉身体越到老年反而越硬朗。老人很乐观,笔者给她治好老寒腿之后,她打电话激动地告诉笔者:"我腿好了,今天就去参加老年合唱团的演出。为了感谢您,我给您唱一段?"真的,她就在电话上唱了起来:"一条大河波浪宽,风吹稻花香两岸……"

这位老人的情况很有代表性。临床中我们注意到，许多八九十岁的老人，身体一贯比较硬朗的，固然有，但并不多，更多的人是身体自幼虚弱，甚至百病缠身。曾经有位将近90岁的老人找笔者看病，他拿出自己近期体检的结果——高血压、冠心病、糖尿病、前列腺增生、骨质疏松症、胆结石、颈椎病……一共20多种疾病，老人却仍然能吃能睡，能自己来到医院找医生看病而无须陪护。

长寿老人，大致可分为三类。第一类，他们有良好的身体素质，有良好的免疫功能，再加上他们有健康的生活习惯，使得他们很少生病，因而健康长寿。第二类，是在得了一场病，特别是一场大病之后，才开始重视自己的身体情况。他们通过积极的锻炼，重建良好的生活方式，使身体具有了抵抗大病的能力，因而得以长寿。第三类，一次次地患病，使身体被动地不断激发潜能，免疫力得以提高，进而能弱而不倒，带病延年。

大多情况下，人的免疫机能、抗病能力，是需要锻炼的。每一次小毛病、每一次急病重病，都是激活人体免疫系统、训练抗病能力的一次机会。曾经百病缠身的人，几经磨炼，就拥有了对付各种病邪、调节自身平衡的"多兵种部队"，因而能够抵御大病，带病延年，甚至长命百岁。

求医解惑录

"天涯客"问:

我很想知道疾病究竟是怎么产生的,老师,您能帮我解答一下吗?

王长松答:

感谢"天涯客"的提问,看来您是一位很关注健康的朋友。"疾病是如何产生的"这个问题很复杂。概括地说,疾病是机体在一定病因作用下,自稳调节紊乱导致的异常生命活动过程。疾病的发生能引起体内生理功能和形态结构的改变,表现为一系列临床症状和体征。

"可儿"问:

人人都想健康,但健康的真正含义是什么呢?

王长松答:

这个可能是很多朋友都关注的问题。健康不仅指没有疾病和病痛,还指能够保持身体、心理和社会适应的良好状态。因此,健康至少应具备强健的体魄和健康的心理状态两个条件。

这样回答,不知您是否满意?

"露珠"问:

养生保健的目的,是不是百病不生?

王长松答:

实际上,没有人能够从来不生病。养生保健的目的,就在于未病先防，防微杜渐，找到可能影响健康、导致疾病发生的原因和条件，并采取相应的防范措施，减轻疾病对人体的不良影响，最大限度地维护健康。

"水滴"问：

我的一位亲戚得病后，整天担心自己的病治不好。后来，他的病情越来越严重。他的这种情况是否与他的不良情绪有关？

王长松答：

中医认为，人的喜、怒、忧、思、悲、恐、惊等七种情志状态，与脏腑气血关系非常密切。其中，惊恐伤肾，恐则气下。过度的恐惧可以动摇人的肾精元气，影响疾病的康复，诱发新的疾病。反过来说，如果一个人能够经常保持豁达的性格和良好的情绪，不仅有助于疾病的康复，还可以预防癌症等疾病的发生。

有一门新兴的学科——心理神经免疫学，也可以解释心理对生理的作用：恐惧、焦虑、忧愁等消极心理，会使人的免疫功能下降。有调查显示，家里有丧事的人，在丧期其免疫细胞的活性会下降。丧偶者在配偶死亡后的一两年，身体健康状况会比较差。人在紧张、焦虑、恐惧的状态下，身体免疫功能低下，与免疫系统有关的激素水平也会发生改变，使生理功能发生明显变化，甚至致人死亡。

疾病并不可怕，恐惧才是身体的最大敌人。应该看到，我们现在发现的许多所谓的疑难病症，都可以治愈或自愈。即使是癌症，它的治愈也并不像人们想象的那么难。请您的这位亲戚不必紧张，放下思想包袱，安心养病。

先生在文中提到免疫系统方面的问题，请问，免疫系统到底是怎么回事？

王长松答：

我们生存的环境中存在大量微生物，例如病毒、细菌、真菌等。当这些微生物入侵人体时，人体将启动免疫系统，通过抗体等免疫活性物质，以及淋巴细胞、巨噬细胞等免疫细胞，以免疫应答的方式产生反应，从而将病原微生物清除，确保自身的健康。

医学上，通常把免疫分为固有免疫和适应性免疫两种类型。固有免疫可以防御所有病原微生物的入侵，适应性免疫则专门针对某一特定病原微生物。

"新浪过客"问：

抵抗力强，似乎免疫功能就比较强，体质就比较好，是不是这样的呢？

王长松答：

事实上，正是这样。我们常说的抵抗力，与免疫功能是息息相关的。我们的免疫功能，是可以在生病过程中得到锻炼和增强的。当一种病原微生物入侵导致人体发病时，体内就会产生对抗此种病原微生物的特殊抗体。以后，这种病原微生物再来侵犯时，体内的抗体就可以联合白细胞将其杀死，从而使人免于生病。如果这种病原微生物反复入侵，机体的适应性免疫应答就会不断得到改善，机体抗病能力也会在其适应的过程中得到增强。

"我爱宝贝"问：

我原来是很担心孩子出疹子的，听王教授这么说，我就放心了。不过，我听说麻疹有顺逆之分。请问，怎样判断麻疹的顺逆？

临床上，麻疹顺证的表现是：发热不高，神气清爽，出疹有序——先是耳后发际、颈部，逐渐发展到头面、胸背、腹部、四肢，最后见于手足心及鼻尖。疹色红活，分布均匀。疹透发后依次隐没。麻疹逆证的表现是：疹子出而不畅，先后无序，暴出暴收，疹色紫暗，形成斑块；并见高热，烦躁，神昏，呼吸困难，手凉抽搐。无论麻疹是顺证还是逆证，一般都不需要太担心。

祝您的宝宝健康聪明，茁壮成长。

"大地上的事情"问：

既然生病是为了更好地保护我们自己，那么，我们应当对哪些症状心存感激？

王长松答：

看到您的网名，就使我想起作家苇岸的代表作《大地上的事情》。苇岸是一位才华横溢的作家，可惜对健康关注不够，以致英年早逝。如果他平时多关心一下自己的身体，一定会给我们留下更多的杰作。有点儿偏题了，还是回到正题——下面一些症状，在不同程度上具有保护人体的作用。

排异性症状：如咳嗽、呕吐、腹泻等，通常是机体排出入侵微生物的反应，因此，不管中医、西医，在查明原因之前，都特别强调不能见咳止咳、见吐止吐、见泻止泻。

保护性症状：如局部疼痛和活动受限，往往是为了使受伤部位的修复活动免受干扰，防止人体遭受更强烈、更深的伤害。比如发热，一般认为，中等程度的发热有利于锻炼人体的防御功能，可增强机体的抗感染能力。

抗损伤症状：人体有强大的抗损伤功能。例如受到外伤时，会造成组织破坏、血管破裂出血、组织缺氧等损伤性反应。此时会产生疼痛和动脉血压下降，引起机体反射性交感神经兴奋，使血管收缩，减少出血，以维持一定水平的动脉血压。同时，心率加快，心肌收缩加强，血凝加速，有利于止血。这时的疼痛、心率加快等，都是伴随抗损伤过程的有益症状。

信号性症状：这类症状很多，通常提示健康出了问题，甚至直接提示疾病的部位和根源，是诊断疾病的重要线索。这些症状会引起我们对身体健康的关注和重视，若做到及时诊断、及时治疗，可将疾病消灭在萌芽状态。

第二章

为什么现代人病得五花八门？

毋庸讳言，现代社会物质丰裕，人们生活水平越来越高，现代医学水平发达，人的平均寿命也越来越长。现代人又常常被各种疾病困扰，新病的种类越来越多，临床表现越来越稀奇古怪。对于很多疾病，诸如肿瘤等，暂时还找不到合适的应对之策。为什么现代人病得五花八门？为什么现代医学也会有"失灵"的时候？是病原微生物太顽强，还是我们的身体太脆弱？一个根本的因素是，今天我们所处的时代与以往相比，社会结构发生了根本性的转变，人们的工作、饮食、起居、交往等生活方式都跟过去截然不同，人类早已忘记我们的祖先曾经食不果腹，为了猎杀一只野兽充饥可能要光着脚丫一口气追逐十几千米……而现在呢？似乎一切都唾手可得：人们吃得越来越好，动得越来越少；忧思越来越多，睡眠越来越少。现代人的生活方式出了问题，不健康的生活方式已成为威胁人类健康的头号"杀手"；另一方面，人们滥用药物，使那些令人眼花缭乱的疾病治疗起来逐渐变得困难。

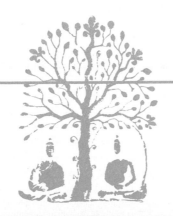

01 如何应对顽固疾病?

世界上没有无缘无故的爱,也没有无缘无故的恨。人体也是一样,没有无缘无故的疾病。我们只有找到疾病的根源,才能对症下药,药到病除。如果"头痛医头,脚痛医脚",不去寻找疾病的根源、探究生病的原因,一味盲目治疗的话,结果往往于事无补,更有甚者,可能反而会要了人的命。

笔者小时候见过村子里有好几个"大脖子病"患者。学医后知道,那是地方性甲状腺肿,中医称作"瘿"。那时,虽有治疗方法,但是疗效不尽如人意。究其原因,就在于未找到病根:缺碘。现在,通过吃加碘盐等方式,地方性甲状腺肿已基本见不到了。

不管是中医还是西医，找到疾病的根本原因，并对这一根本原因进行治疗，对症用药，才是最佳的选择。

笔者曾经治好过一位左侧头痛几十年的老人。他每遇风寒或紧张时，头痛就会发作，发作时左侧头部的肌肉抽搐、紧缩，十分难受。多年来，遍寻名医，效果不佳。笔者通过仔细诊察，询问病史，从其舌淡苔白、脉弦紧有力、平时怕冷等症状，判断出本病的根源在于寒气在里。用麻黄附子细辛汤煎服，3剂药后即明显好转。后来，由于药冲病灶，患者左边耳侧长出一个大包块，继续用药后便消失。至此，老人几十年的痛苦一扫而光。

许多肩周炎、颈椎病患者，久治不愈，进而转到笔者处，请求治疗。其实，他们的这些病也是由寒气郁闭、血脉不畅造成的。于是，笔者从排寒入手，快速地治好了困扰他们很多年的顽疾。

笔者在临床上经常遇到的患者，大部分都是疾病复发的患者。本来经过治疗，症状已经消失，但过了一段时间，由于种种原因，症状又重新出现，这种情况称为"复发"，也叫作"再发"。如果说一般疾病的复发会对身心造成较为严重的伤害，那么肝病、肿瘤和心脑血管疾病的复发，则常常是致命的。

临床上，许多疾病都是容易复发的。复发的原因，主要是不注意生活调理、不注意保养、原有致病因素未能消除等。

比如牛皮癣，经过治疗后，皮损消退，瘙痒症状消失，病情可以稳定。不过，如果一段时间内工作、学习压力过大，休息时间不够；或者生气、紧张，情绪不稳；或者暴饮暴食，多食腥膻发物；或者外感、发热、扁桃体发炎等，都可能导致免疫功能低下，机体抵抗力不足，从而造成牛皮癣复发。牛皮癣反复发作，久治难以痊愈，因而有"大夫不治癣，治癣多丢脸"的说法。找出复发的原因，防止复发，是根治牛皮癣的关键。

再如颈椎病，有许多患者因为颈僵、头昏、手麻而反复就诊，有的间隔数年，有的则短至数月。时间一长，患者心情郁闷，甚至失去了战胜疾病的信心。颈椎病容易复发，与颈椎的解剖和生理有关，不良的姿势和体位没有得到纠正、咽喉部反复的炎症、头颈部扭伤没有及时治疗、治疗后症状改善不彻底或疗效不巩固、劳累过度、睡眠不足等，也都是复发的重要原因。在颈椎病高发人群中，工作和睡眠中的不良姿势和体位是重要的诱发因素。如果治疗后仍不注意纠正，颈椎病的复发也就不可避免。老百姓常说的"三分治，七分养"，就是这个道理。

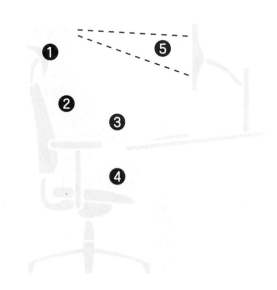

保持正确的坐姿是预防颈椎病的关键，包括：①身体向后倾，使颈部有枕托；②手臂自然下垂，放置于椅子扶手上；③手与键盘平行；④膝盖微高于座椅，使血液顺畅运行；⑤屏幕略低于视线。

风湿病也是容易复发的疾病。经过治疗病情得到控制的风湿病患者，如果不进行积极的预防，在10年内就会有60%的人会复发。复发的主要原因是链球菌的再度感染。通过适当的锻炼来提高身体的免疫功能和抗病能力，注意防寒、防潮、防止上呼吸道感染，防止急性扁桃体炎、咽喉炎、中耳炎和淋巴结炎等急性链球菌感染，积极清除慢性感染病灶，这些措施都能防止风湿病的复发。

胃溃疡的复发率为80%左右。大多数人认为，缓解胃溃疡的症状容易，预防胃溃疡的复发则难。弄清胃溃疡复发的原因，则能够对症下药，治愈胃溃疡。如果您有胃溃疡，并且老是反复发作，就需要检讨一下：您是否在胃溃疡治愈后没有坚持服药以维持足够的疗程？是否过度疲劳？是否焦虑、精神紧张？是否入睡困难、睡眠不足？是否长期吸烟？是否服用刺激性药物？是否常吃过硬、过酸、过于辛辣的食物？如果回答"是"，胃溃疡复发也就在情理之中了。给您的建议是，充分治疗活动性溃疡病，避免酒、烟、咖啡、浓茶、刺激性药物和食物，保证充分的休息和睡眠，避免长期精神紧张和抑郁、焦虑，积极治疗呼吸道感染；稍有复发迹象，即出现轻微症状时，就立即进行严格的治疗。如果能做到这些，彻底告别胃溃疡的日子就近在眼前了。

许多妇科疾病也容易复发。比如，宫颈炎、附件炎、霉菌性阴道炎等。从中医角度分析，这与女性容易气郁、容易血虚的体质特点有关。中医认为，女子以血为本，以肝为本，血虚肝郁是许多妇科疾病的共同病机。防止这些疾病的复发，就不能一味强调抗菌消炎，讲究卫生。实际上，保持心情愉快，保证充足的睡眠，调整饮食结构，才是真正的制胜法宝。

有些癌症患者，本来经过治疗，病情已经被控制住，但过了几周、几个月或几年后，被"治愈"的癌症重新在原发器官或其他器官出现。复发的癌症，往往来势更猛！

心脏科常有这样的事情：冠心病患者经过药物治疗或支架置入后，病情已经稳定，准备出院了。亲友以为其病情已得到控制，探视不断，并与患者高谈阔论，使患者过度兴奋，忘了医生的嘱托，结果乐极生悲，当天晚上便因病情突然恶化而去世。

有些脑出血患者经过及时、合理的治疗，可以不留任何后遗症。有人因此而疏忽大意，出院后不注意控制情绪，不注意监测血压，不注意保持大便通畅，甚至饮酒、熬夜、争吵、动怒，结果脑动脉破裂，再次出血。第二次出血，往往病情严重，不容乐观。

中医认为，"正气存内，邪不可干；邪之所凑，其气必虚"，通过合理的起居饮食，拥有充足的睡眠，保持心情愉快，戒除不良的卫生习惯，运用适当的调养方法，就可以从根本上杜绝很多疾病的复发。

世界上没有无缘无故的爱，也没有无缘无故的恨。人体也是一样，没有无缘无故的疾病。我们只有找到疾病的根源，才能对症下药，药到病除。如果"头痛医头，脚痛医脚"，不去寻找疾病的根源、探究生病的原因，一味盲目治疗的话，结果往往于事无补，更有甚者，可能反而会要了人的命。

02 只有找到疾病的根源，才能对症下药

看到荷叶摸到藕，顺着秧子摸到根。当您疾病缠身时，千万不要忽视身体发出的信号，它们可以提示您的病根所在。

患者是笔者同事小王的姥姥，当时已经 80 多岁，因为胸闷、胸痛，医生诊断其为"冠心病"，要住半个月院。

笔者值夜班的那天，老人已经住院 5 天了。上级领导特别吩咐，要随时关注老人，如果胸痛再发，可以给她含一片硝酸甘油。

笔者查阅了她的病历。老人以往没有得过高血压、糖尿病等，平时身体比较健康。这次因为胸闷、胸痛，在门诊做了心电图，提示心肌供血不足。她的病很有特点，每天晚上 8 点左右症状出现，影响夜间睡眠，到次日上午才逐渐缓解。从临时医嘱和病程记录来看，发生胸闷、胸痛时，值班医生都会给她含一片硝酸甘油。

当晚 8 点 10 分左右，陪护来叫笔者，说老人的病又发作了。笔者迅速来到病室，只见老人坐在床头，身体前倾，两手放在胸前，眉头紧锁，显得异常疲惫。笔者问她哪里不舒服，她拍了拍正心口的位置；又问她是怎样的不舒服，老人摇了摇头，没有回答；笔者再问是不是很疼，老人又摇了摇头；最后问是不是感到闷胀，老人点了点头。

询问的同时，笔者为她诊脉，其脉略沉弦，但节律整齐。笔者再次问她不舒服的位置，老人又指了指心口。

"几点钟吃的晚饭？"笔者问陪护。

"大概 7 点 40 分吧，每天差不多都是这个时间，她家里人会把晚饭送过来。"

笔者分析了老人的病情，做了一个大胆的推断。当晚，笔者没有用硝酸甘油，而是让她含了另外一种药。

半个小时之后，老人安定下来，慢慢入睡了。

次日一大早，笔者来查看时，老人已经起床。一见笔者，她便高兴地问："昨天给我的是什么药，可管用了，没多长时间心里就轻松了。这不，我一觉睡到了天亮，多少天都没有这样安稳过了！"

又观察了几天，老人的病再也没有发作，第四天就康复出院了。

那一晚，笔者给她含化的是一种最平常的胃动力药。因为通过分析，笔者认为她的症状是由胃动力差，饭后食物在胃中停滞，不能顺利排空所致。老百姓经常把上腹部正中，说成是心口、心窝，《伤寒论》中称之为"心下"。心口是胃的所在，而不是指左胸部心脏的位置。前面的医生给她含硝酸甘油，是被她"心口闷痛"的说法误导了。

这个病例告诉笔者，只有找到病根，才能对症下药，取得药到病除的效果，许多所谓的疑难病症，也就不再难治！

笔者还治疗过一个失眠十几年的患者，从她叙述的"吃狗肉能够安睡"中得到启发，判断她的病根在于阳气亏虚，因而用桂

中医正养中国人

枝甘草汤，一服药就能见效。

笔者治疗过许多过敏性鼻炎的患者——早上一起床，狂嚏不止，清涕长流，怕冷怕风。分析其病根，在于肺肾阳虚，寒气侵入，因而用麻黄附子细辛汤，多数3剂见效。

笔者治疗过一个"急性胃炎"的老人，此前她已输液一周，但没有效果。从她胃痛不让按压、舌头发暗，判断其病根是瘀血内停，因而用丹参饮，仅三味中药，就解除了她的苦痛。

看到荷叶摸到藕，顺着秧子摸到根。当您疾病缠身时，千万不要忽视身体发出的信号，它们可以提示您的病根所在。我们有病时，不妨问问自己：

这次发病，有没有明显的原因，比如受凉、受风、涉水淋雨、过度劳累、过度紧张、郁闷生气等？

症状的出现和减轻有没有规律？症状什么时候容易加重？什么措施能够减轻症状？

体质总体状况如何——怕冷还是怕热？口干口渴吗？喜不喜欢喝水？喜欢喝凉的还是热的？

平时容易生气吗？容易激动吗？容易心情低落吗？喜欢无缘无故想哭或想笑吗？

…………

当然，身体还会发出很多信号，仔细辨识这些信号，听懂身体的声音，能帮助您找到病根，从而对症下药。许多时候，您的身体比医生更能知道病根所在。

03 千万不能只"头痛医头，脚痛医脚"

> 中医喜欢从整体考虑问题，对于疾病的诊治，重视患病的"人"。西医重视局部"零配件"的问题，哪个部位哪个"零件"出了问题，能修的则修，或者直接拿掉。

　　有这样一位女患者，40多岁，却腹泻有20年之久。到笔者这里就诊时，患者面黄肌瘦，体重只有40千克。她主诉，经常疲乏无力，右上腹部感到不舒服，口苦，打嗝，食欲不振……她长叹一声说："这个病，我之前看过医生，他认为是胆囊的问题，两年前，我接受医生的建议，把胆囊拿掉了，症状却没有丝毫的缓解，这才通过朋友推荐到您这里来看中医的。"

　　根据患者的临床表现和舌脉情况，笔者判定其为肝脾不和，用柴胡疏肝散加减给她调治。前段时间，她打来电话说，已经痊愈了。

　　一般而言，不能"头痛医头，脚痛医脚"的情况有三类。

　　第一类：人体生病时为了排出病原体、病理产物而出现相应的症状时。例如急性肠胃炎时的呕吐、腹泻，肺炎、支气管炎时的咳嗽、咳痰，病毒性感冒时的出汗等。过早压制这些症状，可导致病原体、毒物不能及时排出，加重病情，延长病程，甚至可能造成脓毒血症等严重后果。对于这些症状，一定要在医生的指导下用药，不能自作主张或者轻信广告。老年人、儿童，更要注意。

第二类：在明确诊断之前，急于缓解症状，往往会干扰疾病的自然病程，引起误诊。如诸多伴有发热症状的疾病，体温变化的规律是不同的，过早退热会干扰辨证，延误诊断。再如腹痛，在明确腹痛的原因之前，用止痛药可能会掩盖胃穿孔、阑尾炎、急性胰腺炎等严重的病症。

第三类：有些症状，虽然有缓解的药物，但过多应用药物，可能会产生其他较为严重的副作用，或者产生依赖性，医生应予以重视。对于这些症状，应当综合考虑，权衡利弊。如头痛，服用索米痛片、布洛芬、对乙酰氨基酚等可以缓解，但长期使用这些药物，可能引起胃炎、消化性溃疡；泼尼松、地塞米松等糖皮质激素可解热镇痛，而糖皮质激素的不当使用，有引发溃疡、骨质疏松，甚至骨折的危险；过多使用麻醉药物镇痛，可导致成瘾，产生依赖性等；再如失眠，经常服用安眠药，可形成依赖性和耐药性。

虽然中医和西医都重视寻找疾病的根源，并针对这一根源进行治疗，但无论是探寻病因的方法，还是治疗疾病的着眼点，中医和西医都有很大的不同。

中医喜欢从整体考虑问题，对于疾病的诊治，重视患病的"人"。比如对于肿瘤的治疗，中医更关注患肿瘤的这个人——体质是寒是热，气血、阴阳何处亏虚，脾胃功能如何，能否消化食物满足气血的生成。中医治疗肿瘤往往以扶正祛邪为原则——通过扶正来提高患者的气血水平和抗病能力，通过祛邪来减轻癌毒对人体的直接伤害。中医治疗更多是限制肿瘤的生长，使其慢慢软化消散，把重点放在提高患者的生活质量上，使患者能够带瘤生存，带病延年。患者症状如何、有哪些痛苦、能不能吃饭、有没有呕吐、抵抗力怎样等都是中医遣方用药时需要考虑的问题。

西医的处理方式就不相同了。西医重视局部"零配件"的问题，哪个部位哪个"零件"出了问题，能修的则修，或者直接拿掉。

或许有的朋友要说：您是中医，当然看到的都是中医的好处，"王婆卖瓜，自卖自夸"罢了。其实不是这样的，笔者认为西医的优势很明显。心血管堵塞了，如心肌梗死，西医通过导管、支架，能立刻把患者从死亡线上拉回来；消化道大出血，强有力的止血药能救人于顷刻；颅内出血，西医的手术能迅速挽救患者生命；对于生长迅速的恶性肿瘤，手术和化疗能很快遏制其发展，抢救患者生命，为进一步治疗争夺时间；许多创伤、外伤，也都以西医急救方法为主。

我们时常感慨，医院并不缺乏高明的专科医生，缺的是那些不存偏见、知识面广、思路开阔、能通盘考虑中西医各种诊治方法优劣得失的全才医生。称职的全才医生虽不能解决患者的所有问题，但能为患者指明就医方向，使其迅速找到疾病的原因。只要找到了疾病的根源，往往就可以手到病除；找不到疾病的根源，往往可能"滥杀无辜"。可是，许多医院的中医和西医之间，沟通不够充分，不能不让人遗憾。

04　那些易被忽视的致病原因

现代人越来越多的疾病，很多都是由不良饮食习惯、吸烟酗酒、精神紧张和运动不足等不健康的生活方式所引起的，甚至有医学家断言，不良的生活方式已成为人类健康的头号杀手。

现代人得的病，种类越来越多，临床表现越来越怪。为什么现代人病得五花八门？

现代人越来越多的疾病，很多都是由不良饮食习惯、吸烟酗酒、精神紧张和运动不足等不健康的生活方式所引起的，甚至有医学家断言，不良的生活方式已成为人类健康的头号杀手。

许多人白天工作，晚上应酬，晚饭吃得过饱，早上不吃早餐，这样不仅伤胃，而且会加速衰老。作为应酬的晚餐，成了工作的一部分；味美可口而又"高""精""尖"的食物，会诱使您吃进过多的蛋白质和脂肪；边吃边聊边饮酒，不知不觉延长了进食时间，导致晚餐过饱；再加上又不注意运动，就会发生血脂异常，导致脂肪肝、动脉硬化；压力过大、情绪不稳、精神紧张，可诱发心脑血管疾病；吸烟或被动吸烟，可能导致肺癌；过多食用煎、炸、烧、烤食物，有诱发癌症的可能；乳腺癌患者，多有过度紧张、郁闷生气、生育年龄过大等诱因；慢性咽炎发病率增加，与人们的紧张压抑、环境的污染不无关系……总之，生活方式不合理，如长期过度疲劳、缺乏睡眠、饮食不节等，几乎可以导致任何疾病的产生。

笔者曾概括了一下，大体有20种常见致病原因，分别是：过度疲劳、起居无常、酗酒嗜烟、饮食不节、不讲卫生、"三高"食物、饮食精细、肥胖、减肥不当、穿着不当、运动过度、纵欲过度、环境污染、慢性中毒、电磁辐射、输血不当、滥用药物、过分抑郁、心胸狭隘、遗传等。

认识到这一点，我们应当感到欣慰：既然知道许多疾病都是由我们的不良生活方式所致，那么，有意识地改变我们的生活方式，养成良好的生活习惯，不就可以预防这些疾病的发生吗？没错，一旦知道了疾病发生的根源，健康的主动权、不生病的主动权，就掌握在我们自己的手中了。

下面笔者就挑一些容易为人们忽视的致病因素讲讲，希望能够引起大家的足够重视。

● 过度疲劳

近年，因为过度劳累而突然撒手人寰的事件时有报道，敲响了"过劳死"的警钟。

"过劳死"，是因为工作时间长、劳动强度高、心理压力大，存在精疲力竭的亚健康状态，由于积重难返，突然引发身体潜在的疾病急性恶化，救治不及时而危及生命。因过度劳累而易诱发"过劳死"的五种疾病依次为：冠状动脉疾病、主动脉瘤、心瓣膜病、心肌病和脑出血。除此以外，过度劳累后，消化系统疾病、肾衰竭、感染性疾病也可能导致"过劳死"。

生活中，有八类人容易操劳过度，是发生"过劳死"的危险人群。这八类人是：只知消耗而不知保养的人；有事业心，特别是称得上"工作狂"的人；有过早死亡家族遗传史又自以为身体健康的人；超时间工作者；夜班多、作息时间不规律的人；长时间睡眠不足的人；自我期望高且容易紧张的人；几乎没有休闲活动与爱好的人。

"过劳死"的一个直接原因是有的人患有某些致命性的疾病，比如冠心病、心瓣膜病、心肌病等，但这些病平时没有引起明显症状，或者是引起症状但因为患者太过忙碌而没引起重视，这些病就隐蔽起来，没有先兆，一旦劳累过度，达到了身体极限，便会突然发作，夺人性命。再有就是癌症。过度劳累的人，免疫力低下，免疫监视功能降低，导致癌细胞悄悄地蔓延扩散，一旦发现，就到了晚期。这是"过劳死"的另一个直接病因。

当我们的身体超负荷时，会及时发出求救信号，要求我们暂停工作，使身体得到休养生息的机会。发现和重视这些信号，对养生甚至保命至关重要。特别是容易过度疲劳的人，更要注意。

"过劳死"的十大信号分别是：过早出现"将军肚"；脱发、斑秃、早秃；频频去洗手间；性能力下降；记忆力减退；心算能力越来越差；做事经常后悔，易怒、烦躁、悲观，难以控制自己的情绪；集中精力的能力越来越差；睡觉时间越来越短，醒来仍感困乏；经常头疼、耳鸣、目眩，检查却没有异常。

以上十种情况，出现 2 项及以下，为"黄灯"警告期，目前尚不必担心；具有 3~5 项，为一次"红灯"预报期，说明已经具备"过劳死"的征兆；具有 6 项及以上，为二次"红灯"危险期，已成为"过劳死"的"预备军"。

其实，许多"过劳死"的人，平时身体并不差，因而才对身体状况十分自信，而不注意休息保养，甚至在身体多次发出"求救信号"之后，仍然无动于衷，我行我素，因而"过劳死"难免发生在自己身上。

● 起居无常

这位患者是一个二十几岁的年轻人，却神色疲惫，毫无朝气。他说自己近来老是头昏，心烦，注意力不能集中，工作效率明显下降。小小年纪，经常腰酸背痛，小便灼热涩痛。曾做过一些检查，没有明显的异常情况。

据笔者的经验，他这种情况一定和作息不规律有关。笔者问他晚上几点睡觉。他答，公司经常加班，回来后看看电视、上上网，睡觉一般都到两点以后了。

问题就出在这里。笔者告诉他，起居无常是健康的大敌。现代的都市人，夜生活十分丰富，而这丰富的夜生活，正是导致现代人体质下降、疑难病多发的原因之一。特别是年轻人，不到凌晨一两点不睡觉。这样熬夜，所消耗的都是肾的阳气——肾中所贮存的能量，这个能量是以后生活、繁衍后代的基础。阳气的耗伤不能及时修正调补，就会出现各种与年龄不符的虚弱症状。要想解决问题，不能光靠吃药，必须改掉不良的生活习惯，争取每天晚上 11 点之前上床睡觉。

这位患者还算听话，一个月后，又来门诊找笔者，这时的他气色很好，大不同于从前。他说，这一个月来，他是认认真真地吃笔者开的中药，也都在 11 点前睡觉，现在感到好多了，还问笔者要不要再吃药。

笔者说："三分治，七分养。您现在没有任何不适，可以不吃药了，但必须养成好的作息习惯，起居规律，特别不要过分熬夜。这样，身体健康才有保证。"

有人认为：我晚上睡得迟一些，或者熬几天夜，再抽空补上，不就行了？事实不是这样的。要想睡好，就应当在合适的时间睡眠，并睡足一定的时间。失去的睡眠，恶补是补不上的。

● 酗酒嗜烟

笔者是个没有酒量、不善应酬的人，曾经在日记中写道：我最痛恨的事情，就是"坐车闻烟味，吃饭看喝酒"。最看不惯的，就是"烟雾后的傲慢，酒场上的逞能"。最看不起的，就是"没事就喝酒，一喝就醉的人；以说粗话为荣的人；不顾别人的酒量和心情，用各种花招劝人喝酒的人；千方百计劝女人喝酒的人；酒桌上趾高气扬、盛气凌人的人；动不动就拿感情深不深说事的人"。

有人说，"从来没醉过的男人，算不上男人"。这就看您怎么想。反正笔者家里就没有烟酒味，虽算不上富裕，但也过得和谐幸福，其乐融融。倒是在临床上，笔者见到了太多因过量饮酒造成的悲剧——长期饮酒，造成了酒精肝、肝硬化、肝腹水，最后是肝癌；长期饮酒，造成了胃炎、胃溃疡、胰腺炎、消化道大出血；大量饮酒诱发高血压、脑出血、心肌梗死；酒后开车导致交通事故，车毁人亡……

吸烟，则可引起缺氧、气喘、心跳加快等症状。长期吸烟，可诱发高血压、冠心病、脑卒中、骨质疏松症、不孕（育）症、恶性肿瘤等；生活在吸烟家庭中的孩子，更容易患哮喘、中耳炎和厌食症等；吸烟还会降低免疫力，皮肤也会早早地松弛并产生皱纹……如此等等，不一而足。

新近的一项研究还表明，香烟点燃后，其中的放射性物质便随着烟雾进入肺、肝、肾、胰、骨骼等组织器官，成为重要的致病源。以每天抽一包半香烟计算，一年吸入肺内的放射性物质，与全年照射300次X线相当。

顺便说一下，许多烟民喜欢饭后吸烟，"饭后一支烟，赛过活神仙"的说法，在烟民中广为流传。实际上，进食后吸烟对人体健康的危害更大。

酗酒嗜烟，危害无穷。为了您和家人的健康，戒烟戒酒，请从现在开始。

●饮食不节

经常听到朋友感叹："现在生活好了，病也跟着来了。"确实，很多慢性病，如糖尿病、癌症、冠心病、高血压、骨质疏松症等，近年来在我国发病率逐年上升。究其原因，都与长期饮食不节有关——嘴巴享福，身体受罪。这些疾病，有的属于营养缺乏，有的属于营养过剩，还有的属于营养不均衡。

从中医角度分析，饮食不节导致疾病，主要有以下三种情况。

第一是饮食不洁。吃不清洁或腐败变质的食物，会引发急性肠胃炎。吃过于生冷的瓜果饮料，容易损伤脾胃的阳气，寒气郁积在内，可引起腹痛、胃痛、呕吐、腹泻等。

第二是饮食偏嗜。肥甘厚腻摄入过多，则生成痰热，瘀阻气血，这是许多疾病的根源。在有遗传因素的前提下，口味偏咸，食盐过多，可引起高血压；嗜食甜食，食糖过多，可诱发糖尿病；过食肥腻，动物脂肪摄入过多，会引起动脉硬化，甚至引发冠心病或脑梗死；长期大量饮酒，易引起酒精肝、消化性溃疡等。直肠肛门疾病也和过食辛辣肥腻、长期饮酒有关。

第三是饥饱失常。"饥而即食，渴而即饮，此造化自然之理也。"过度饥饿，机体能量不足，缺少化生气血的原料，会引起体质虚弱、抵抗力下降、脏腑功能衰退，形成气虚血弱和脾胃虚弱等多种虚弱病症。女性则可发生月经不调甚至闭经。过饱则加重脾胃负担，超过消化能力，同样会导致疾病。

如何饮食，才能更健康呢？下面这些饮食养生谚语，会对您有所帮助。

早吃好，午吃饱，晚吃巧。

暴饮暴食会生病，定时定量可安宁。

吃得慌，咽得忙，伤了胃口害了肠。

若要身体壮，饭菜嚼成浆。

饭前一口汤，胜过良药方。

每餐留一口，活到九十九。

欲得长生，肠中常清。

宁可无肉，不可无豆。

吃米带点糠，营养又健康。

三天不吃青，两眼冒金星。

常吃素，好养肚。

甜言夺志，甜食坏齿。

多吃咸盐，少活十年。

● "三高"食物

　　我国养生学家历来主张饮食清淡，忌味重肥浓。《黄帝内经·素问》说："膏粱之变，足生大丁。"《吕氏春秋·尽数》说："凡食，无强厚味，无以烈味重酒……食能以时，身必无灾。"药王孙思邈也强调"勿进肥浓羹臛、酥油酪饮等"。

　　"膏粱""厚味"相当于现代所说的高热量、高脂肪、高糖分食物，即"三高"食物。这些食物，本身并不含有对人体有害的化学成分，但是如果饮食结构不合理，"三高"食物摄入过多，造成热量过剩而其他营养成分缺乏时，这些食物就变成了"垃圾食品"，会影响人的健康，诱发多种疾病。《黄帝内经·素问》指出："肥者令人内热，甘者令人中满，故其气上溢，转为消渴。"多食厚味肥浓，还可引起胸满、腹胀、肠炎、腹泻、胃痛等，导致心血管系统、泌尿系统等多方面的病变。研究表明，膳食中脂肪摄入量过高，会使血中脂质（包括脂蛋白、胆固醇）含量增加。

胆固醇本是人体内组成细胞膜的重要成分和类固醇激素的前体物质，是人体不可缺少的物质，正常的生理功能离不开它，但胆固醇过多时，便会在血液中堆积，使动脉管壁变厚，管腔变窄、变硬，形成动脉粥样硬化，导致高血压、冠心病的发生。特别是人到中年以后，代谢减弱，过食油腻，极易引起胆固醇升高。其他"三高"食物，如冰激凌、雪糕，里面含有大量的奶油，吃得过多，极易引起肥胖；可乐等含糖量过高的冷饮，可影响正餐进食，并且损伤脾胃功能。

临床还发现，营养过剩可以降低抵抗力，从而诱发疾病。高蛋白、高脂肪食物摄入过多，为了消化这些食物，身体要产生大量的热量，同时产生大量的废物。这些热量和废物滞留在体内，无法正常排出，久而久之就会积聚成毒，使人体免疫力降低，一遇风寒就容易感冒。这在小儿更为常见，因其肠胃功能发育不成熟。不少家长只担心孩子吃得少、吃不好，每天都让孩子吃大量的肉、蛋、奶等高蛋白、高脂肪食物，而很少重视孩子对米、面、蔬菜等食物的摄入。其实，米、面等主食和蔬菜、水果中富含维生素等营养成分，可为机体提供基础营养素和充分的能量，增强抵御疾病的能力。

为了身体健康，我们要控制"三高"食物的摄入。如果成人饮食过饱，或饮食过于肥腻，会导致胃脘不适、胃痛、饱胀、嗳气、口中有酸腐气味等症状，可以服用保和丸，一次 6~9 克，或者服用保和口服液 10~20 毫升。小儿食积，饮食不消化而伴有咳嗽、咳痰、腹泻的，可以服用小儿消积止咳口服液，一次 10~20 毫升，每天 3 次。健康人在进食肥肉时，可以吃点儿山楂糕或大山楂丸，或者用生山楂泡水喝，可以预防饮食积滞和血管硬化。

●饮食精细

"吃得已经很好了，为什么孩子的体质仍然这样差？"许多年轻的父母都有这样的困惑。引起体质下降的原因很多，其中，有的孩子体质太差的原因恰恰就在于吃得太好。

人体需要各种各样的营养成分，其中许多营养成分存在于麸皮、米皮、粗粮之中，如B族维生素、维生素C和各种微量元素等。过分精细的饮食，易导致营养成分单一，营养失衡。重要营养成分的长期缺失，会引发各种疾病。当前，我国城市儿童缺铁性贫血和缺锌症发病率较高，与儿童挑食、偏食和饮食过于精细有直接关系。某些生活条件优裕的家庭，其子女形如"豆芽菜"，多数也是由上述原因所致。

饮食过于精细，纤维素摄入便会减少。纤维素缺乏易引起便秘，经常便秘会导致痔疮和肠憩室，甚至增加胃癌、直肠癌和其他消化道肿瘤的风险。

过分精细的饮食会引起肥胖，使患高血压、动脉硬化、冠心病和糖尿病的风险增加，在老年人中还容易引起脑卒中。过分精细的饮食，还使人们失去了许多咀嚼的机会，牙齿和面部肌肉得不到锻炼，就会萎缩老化，对美容、健康都没有好处。

防止营养缺乏的方法很简单，那就是饮食不挑不偏，力争五味调和；饮食不要过于精细，而要粗细搭配，谷类、肉类、果品、蔬菜都适当进食，避免营养成分单一。

肥胖是人类长寿的主要障碍之一。世界卫生组织将肥胖列为影响健康的十大主要风险之一。肥胖症患者易患心血管疾病、糖尿病、癌症等，他们面临的死亡风险比体重正常者更高。

肥胖对人的危害包括两个方面。一方面，它可以引起身心障碍。尤其是年轻人，外观的不美和生活的不便，使他们容易自卑、焦虑和抑郁；在行为上，肥胖者疲乏气短、关节疼痛、身体浮肿、活动耐力低。另一方面，肥胖与诸多疾病密切相关。肥胖会导致内分泌紊乱，使糖尿病的发生率明显升高；肥胖使皮肤变脆，易发生皮炎、擦伤，易合并感染；肥胖也是心血管疾病、高血压、胆结石的重要危险因素；肥胖者也容易发生恶性肿瘤，其中男性肥胖者结肠癌、直肠癌、前列腺癌高发，而女性肥胖者子宫内膜癌的患病率比正常妇女高。

如果您有上述疾病，请注意检查一下，自己是否肥胖。如何直观地确定自己的体重是否超标，是否属于肥胖呢？国家质量监督检验检疫总局和国家标准化管理委员会联合发布的《体重控制保健服务要求》，以体重指数（BMI）作为我国成年人体重的衡量标准，并将其表述为"体重（kg）与身高（m）的平方的比值"，可用如下公式表示：

$$体重指数（BMI）=体重（kg）\div 身高（m）^2$$

其评估指标如下表所示：

成年人体重指数（BMI）与评估

BMI/（kg·m^{-2}）	评估
<18.5	体重过低
18.5~<24.0	体重正常
24.0~<28.0	超重
≥28.0	肥胖

当体重指数≥28时，则属肥胖，就要在接受正规治疗的同时，改善生活方式，合理节食，适量运动。经过一段时间，您会发现您的"将军肚"不见了，人变瘦了，精力也充沛了，再也不是原来的慵懒无力、见床就想躺的状态。与此同时，您可能发现血糖降下来了，血脂不高了，血压正常了……好多原有的疾病，都慢慢不见了。

身体肥胖了应该减脂，这本没有错，但很多人为了瘦身，追求形体美，采用了极端的方式，非但不能让身体健康，反而因为减肥导致身体机能受损，严重危害健康。

2005年，笔者带领学生完成了一项科研训练计划，研究了笔者学校女大学生的减肥情况。在接受调查的近400名大学生中，仅有18.3%的人对自己的体型满意，不准备减肥瘦身，而考虑或正在进行瘦身的占35.5%。有不少同学尝试过节食、运动、服减肥药等瘦身方法。在节食减肥的同学中，有21.2%的人曾感到身体不适，有过头晕、乏力、胃肠不适、心慌、气喘等症状，甚至有两位同学出现过厌食、闭经的现象，体力极度虚弱。使用减肥药瘦身的，有高达70.0%的人出现过腹泻、多汗、心慌、厌食、头晕、乏力等不适感。

减肥已经成为近年来的一种时尚，但是因减肥不当导致的疾

中医正养中国人

病也越来越多。

闭经：过度限制饮食，体重急剧下降，可导致体重减轻性闭经。少女盲目减肥，体脂减少，可使初潮推迟，来潮者则发生月经紊乱。

胆结石：进食过少，特别是脂肪和胆固醇摄入量骤减，胆囊就不能向小肠输送足够的胆汁，胆囊内胆汁积滞、胆盐呈过饱和状态，会促使结石的形成。

骨质疏松症：脂肪细胞对雌激素的合成非常重要。体瘦或减肥过度的女性，由于体内脂肪含量不足，导致雌激素水平下降，促使骨钙大量丢失，易引起骨质疏松症和骨折。

脱发：减肥的人如果只吃蔬菜、水果，忽略了蛋白质和微量元素的摄入，就会使头发缺少足够的营养，从而枯黄、脱落。

厌食症：节食过度易引发神经性厌食症，而神经性厌食症则会进一步引起内分泌紊乱，产生失眠、焦虑、情绪不稳和强迫性思绪等精神症状，严重时还会引发抑郁症。

免疫功能下降：过度节食，会导致血液中抵抗病毒的细胞数量下降，使免疫系统血清蛋白总量下降，进而使免疫功能下降。

大脑损害：过度节食使机体营养匮乏，大脑养分不足，脑细胞功能受到影响，会导致反应迟缓，记忆力减退。

减肥不当引起的后果还有很多，如皮肤弹性降低或过早老化、视力减退、内耳病变、继发性贫血，以及多脏器功能紊乱等。

如果您有上述病症，并正在减肥，则很有可能是减肥所致，请立即停止减肥。毕竟，健康是为了更好地生活，如果为了形体之美而损害健康，无异于杀鸡取卵。

●不讲卫生

"您的发胖可能和不讲卫生有关。"在仔细询问了小郑的生活习惯后，笔者这样告诉她。

她惊得眼睛都瞪圆了："还有这样的说法？"

"是的。不讲卫生，导致细菌感染，是可能会引起肥胖的。有一种被称为拟杆菌的细菌，能够控制某些特定的酶，而这些酶与脂肪的吸收和存储有关。肠道内的拟杆菌过于活跃，会导致身体吸收更多脂肪，因而变得肥胖。"

讨论了问题的症结之后，笔者为小郑开了几剂调理脾胃、清化湿热、通便降浊的中药，同时让她务必改掉不讲卫生的习惯。

不讲卫生影响健康，几乎是人尽皆知的常识。个人不讲卫生，会引发各种感染。环境卫生差的地方，蚊蝇横飞，可招致传染病的流行。

手脏了，揉一揉眼睛，可能会引起结膜炎、角膜炎，导致眼睛红肿、疼痛、泪流不止；脏手挠破了皮肤，可能会引发皮肤感染，生成疮毒痈肿；吃不干净的食物，可能会引起急性胃肠炎和各种寄生虫病——有的孩子体弱多病，面黄肌瘦，就和肠道寄生虫有关；不注意内裤卫生，可引起尿路感染，出现尿急、尿频、尿痛等症状，也会导致许多男科、妇科疾病，成为许多人的难言之隐；长期慢性腰骶部疼痛的女士，应该考虑妇科炎症的可能。

心脏病的发生也可能和不讲卫生有关。有研究人员曾做过试验，将垃圾堆里发现的细菌传染给老鼠，这些老鼠很快就得了心脏病。有冠心病的人，肠道感染会诱发心绞痛，甚至直接诱发急

中医正养中国人

性心肌梗死。

顺便介绍一下，住宾馆时如何防止妇科病。

慎用宾馆的卫生纸。一般来说，宾馆的卫生纸都是储藏了很久的，自然会滋生细菌，尤其是长期放在仓库里受潮后，难免会产生霉菌。使用这类卫生纸，易患上霉菌性阴道炎。

坐马桶前，请一定要先清洗马桶垫。最简单的办法是用洗澡喷头放热水冲洗，然后垫一圈干净的卫生纸再坐。

此外，虽然宾馆里的被褥可能都是清洗过的，但难保消毒不彻底，因此在宾馆睡觉一定要穿睡衣、长睡裤，降低被病菌感染的可能性。

疾病缠身时，请您先检查一下自己的卫生习惯吧，说不定就会找到原因所在。知道了原因，就找到了通往健康的道路。

●运动过度

"生命在于运动"这一格言，可谓是家喻户晓。对于久坐、缺乏锻炼的许多当代人而言，运动仍然是增进健康、益寿延年的重要手段。

现实告诉我们，运动量并非越大越好，运动过度同样可能影响健康，诱发疾病，甚至危及生命——因过度运动而猝死的事件时有发生。

因运动猝死的人多数有器质性疾病，其中心血管疾病居多，其次是脑血管意外。其他疾病，如运动性哮喘、肺动脉栓塞和原发性肺动脉高压等，也可因运动诱发或加重。剧烈运动引起心肺负荷显著增加，可使机体内环境变化，从而诱发心律失常、心力衰竭、血管破裂等，极易导致猝死。

除此之外，过度运动对身体健康的损害还包括以下几个方面。

降低机体免疫力。剧烈运动时，体内会产生较多的肾上腺素和皮质醇等激素。这些激素增加到一定量，就会降低脾脏产生白细胞的能力，其中自然杀伤细胞可减少35%。这种剧烈运动后的免疫力降低会持续1小时左右，24小时后才能逐渐恢复。若免疫力降低时遇到细菌、病毒侵袭，便容易患感冒、肺炎、胃肠炎等疾病。老年人尤其需要注意。

影响身心发育。适量的锻炼是对大脑有益的，运动过度则会产生负面效果。过度的运动会抑制下丘脑－垂体－性腺轴的功能，导致血睾酮水平下降。睾酮是人体内最主要的促合成激素，能够促进氨基酸摄取，促进核酸和蛋白质的合成，促进肌肉和骨骼生长，刺激促红细胞生成素的分泌。睾酮水平下降，表现为兴奋性差，竞争意识下降，体力恢复慢等。

影响男性生殖能力。对男性而言，大脑、脑下垂体和睾丸相互作用，一起控制生殖能力，而过度运动可能会干扰这个系统。研究人员将一批19岁左右的健康男孩分为两组，一组在两个星期内要骑8小时特制自行车至筋疲力尽，而另一组则避免参加过于激烈的运动。试验发现，过度运动组男孩的精子浓度、一次射精量以及精子质量都有所下降。

引发闭经。观察发现，在严格的训练过程中，不少女性运动员月经会变得不规则，甚至闭经。对于青春期少女来说，运动过度可引起月经初潮延迟、月经周期不规则、继发性闭经等。运动

中医正养中国人

过度会导致身体脂肪减少，而女性需要最低限度的脂肪量，才能维持月经的正常。体内脂肪的比例过低，会影响雌激素的正常水平，干扰月经周期。运动过度会增加大脑中的内啡肽含量，而过高浓度的内啡肽，会影响脑部激素的正常功能，影响月经周期。没有月经，一般并不会发生什么危险，但若雌激素过低超过6个月，则可能会造成骨骼中的钙质流失，进而导致骨质疏松症。长期下去，可能会发生骨折、脊柱侧突等。

诱发心脏病。过度运动可能造成心肌缺血，诱发心肌炎。中年女性在运动减肥时，因急功近利而大量运动，使心率超过承受范围，很容易造成心脏病。

引起其他疾病。长时间的剧烈运动，会增加运动性贫血的发生率。过量运动，还能造成运动性血尿或蛋白尿、运动性哮喘等。

那么，如何掌握运动量的度呢？以锻炼后精神饱满、不感到疲劳为标准。一般应在呼吸加快、微微出汗后，再坚持锻炼一小会儿即可。锻炼后若有轻度疲劳感，但是精神状态良好，体力充沛，睡眠好，食欲佳，说明运动量是合适的。若是锻炼后感到十分疲乏，四肢酸软沉重，头晕，周身无力，食欲欠佳，睡眠不好，第二天早晨还很疲劳，并对运动有厌倦的感觉，说明运动量过大，需要及时调整。运动的强度也可以用心率或脉搏来衡量，一般运动后心率或脉搏应维持在每分钟100次左右。锻炼过程中若出现呼吸困难、面色苍白、恶心、呕吐等情况，应立即停止运动，必要时采取相应的处理。

"生命在于运动"，但是为了健康，我们也要记住"生命在于平衡"！

●环境污染

只要稍微留意，我们就会发现，肿瘤患者越来越多了。

肿瘤患者的增多有多种原因，而环境污染是不可忽视的元凶之一。

被污染的环境可激活体内的原癌基因，或者封闭抑癌基因，使癌变可能性增加。在诸多肿瘤当中，肺癌是一种常见的恶性肿瘤，死亡率已占肿瘤死亡率之首。室内环境污染，正是肺癌发病的主要诱因之一。室内环境污染有两大来源——吸烟和放射性物质氡及其子体，它们是诱发肺癌的主要危险因素。

除了肿瘤，人类的许多疾病也都和环境污染有关。

平时所说的环境污染，除了空气污染、水源污染之外，噪声污染也是不可忽视的。空气污染，可引发呼吸系统疾病；长期饮用被污染的水，极易引发肠胃疾病、肝病、结石病，甚至肿瘤；噪声污染，除损害听觉外，也影响神经系统、心血管系统、消化系统、内分泌系统等。

环境污染，不可避免地使食物也受到污染。被污染的食物在体内代谢时可产生大量的自由基，而当DNA受到自由基袭击时，结构会变得高度异常。大量异常的DNA使人的免疫功能下降，肿瘤就趁机悄然发生。

如何挑选无污染的蔬菜呢？

黄瓜：应挑选顶花带刺、把儿短、瓜肉实的。那些个大、把儿长、心儿空的黄瓜，有可能是化学药剂催熟的，可能残留农药、激素。

西红柿：应挑选个儿不太大的、重量重、果肉实、籽儿黄的，把儿结处有麻纹锈斑者最好。不要买蒂红红的那种西红柿，因为可能含有催红剂。个儿大、色红、中间空、籽儿多、心儿绿，甚至有的西红柿顶上还有尖儿，或在大西红柿上长一个小西红柿的，大都有膨大剂、催红素，可能存在食品安全隐患。

韭菜：最好买那些个儿小、紫根、叶儿多而窄、韭菜味儿浓的，这样的韭菜农药残留物含量相对来说会少一些。不要买叶宽而少的，这样的韭菜成熟期短，很容易被检出农药残留超标，食用时一定要小心，切韭菜时，靠近根部的一定要切掉不用。

香菜：尽量选择那些个儿小、闻起来香味浓甚至有虫斑的。

豆芽：应选择那种须很长的，切忌购买矮胖无根的豆芽。这些又矮又胖的无根豆芽，可能是用化学试剂培育出来的，有致癌、致畸、致突变的可能。

包菜（卷心菜）：买这种菜，最好选择有虫斑的。在食用包菜之前，最好用淘米水浸泡并用开水焯一下。

油菜：最好选择个儿小、有虫眼的。

食用蔬菜时，能削皮的尽量削皮，要多用清水反复冲洗，然后浸泡一会儿，最好用淘米水浸泡。

顺便啰唆一句：美好的环境是你我共存的天地。保护环境，匹夫有责！

● 慢性中毒

有些化学物质摄入达到一定量时，就会对人体产生损害，可造成慢性中毒，而慢性中毒是许多常见病的根源。

引起慢性中毒的物质，包括工业性毒物、农用毒物、植物性毒物、动物性毒物等。

工业性毒物：包括金属、类金属及其化合物，如砷、汞、铅、钡等；刺激性气体，如氮氧化物、氨气、氯气等；窒息性气体，如氰化物、一氧化碳、硫化氢等；有机化合物，如甲醇、四氯化碳、苯、酚等。

农用毒物：包括杀虫剂，如有机磷杀虫剂、氨基甲酸酯类杀虫剂；杀菌剂，如有机硫类杀菌剂等；杀鼠剂，如氟乙酰胺、毒鼠强等；除草剂，如百草枯、敌稗等。

植物性毒物：包括含生物碱类的植物，如曼陀罗、马钱子等；含苷类植物，如万年青、苦杏仁等；含毒蛋白类植物，如蓖麻子、巴豆等；含萜及内酯类植物，如苦楝子、雷公藤等；含酚类植物，如大麻籽、狼毒等；含其他毒素类植物，如甜瓜蒂、八角莲等；其他，如毒蘑菇、油桐子等。

动物性毒物：包括动物咬、蜇后中毒，如毒蛇、毒蜘蛛等；食用有毒动物或器官，如河豚、鱼胆等。

最常见的慢性中毒，大概还是慢性酒精中毒。这种中毒对人体每个系统均有损害，主要表现在消化系统和神经系统，对肝、脑损害较大，中毒者表现为早晨恶心、呕吐，饮少量酒可使症状消除。慢性酒精中毒，引起的常见疾病有胃炎、消化性溃疡、脂肪肝、肝炎、肝硬化及胰腺炎等消化系统疾病，以及震颤、幻觉、癫痫和谵妄等神经系统病症。

职业性铅中毒，在重金属慢性中毒中最为常见。临床上有神经、消化、血液等系统的综合表现。

神经系统：主要表现为神经衰弱、多发性神经病和脑病等。神经衰弱是铅中毒早期和较常见的症状之一，表现为头昏、头痛、全身无力、记忆力减退、睡眠障碍、多梦等，其中以头昏、全身无力最为明显。多发性神经病则主要表现为肢端麻木，四肢末端呈手套（袜子）型感觉障碍。脑病为最严重的铅中毒表现，表现为头痛、恶心、呕吐、高热、烦躁、抽搐、嗜睡、精神障碍、昏迷等，甚至表现为脑膜炎、脑水肿、精神病或局部脑损害等综合征。

消化系统：轻者表现为一般消化道症状，重者出现腹部绞痛。一般消化道症状，包括口内有金属味、食欲不振、上腹部闷胀不适、腹部隐痛、便秘等；铅中毒引起的腹部绞痛，发作前常有顽固性便秘作为先兆，绞痛突然发作，多在脐周围，呈持续性疼痛，阵发性加重，每次发作时间为数分钟至几小时不等。检查时腹部平坦、柔软，有轻度压痛，无固定压痛点，肠鸣音减少，常伴有暂时性血压升高和眼底动脉痉挛等。

血液系统：主要是铅干扰血红蛋白合成过程，因而引起其代谢产物变化，最后导致贫血，多为低色素性贫血。

地方性砷中毒简称"地砷病"，是指居住在特定地理环境条件下的居民，长期通过水、空气或食物摄入过量的无机砷而引起的，以皮肤色素脱失或沉着、掌跖角化及癌变为主的全身性慢性中毒。除致人皮肤改变外，无机砷还可以致皮肤癌、肺癌并伴其他内脏癌高发。大剂量无机砷可迅速致人死亡，砷中毒已成为严重危害人体健康的一种地方病。

此外，长期使用某些中西药物，致使其毒副作用蓄积，也可引起慢性中毒。具体来说，报道比较多且较为肯定的致慢性中毒或致癌药物有：免疫抑制剂、非那西汀、索米痛片、复方阿司匹林、氨基比林、己烯雌酚、黄体酮、氯霉素、土霉素、苯妥英钠、苯巴比妥、利血平、氯仿、砷化合物、煤焦油软膏等。这类药物，应避免长期使用。

经动物实验证明可能致慢性中毒或致癌的物质有：阿霉素、灰黄霉素、异烟肼、保泰松、四氯化碳、螺内酯、亚硝酸盐类等。中药里的雄黄、砒石等，也有导致中毒的危险。

●滥用药物

吃药打针，本来是为了治病救人，然而近年来，药物使用不当，特别是滥用致病的例子越来越多。

西药当中，最容易被滥用的药物主要是激素、抗生素和维生素这三类。

常用的激素药物包括地塞米松、泼尼松、甲泼尼龙等，因其有迅速的退热、镇痛、抗炎效果，被许多医生所选用。然而，滥用激素，可使人烦躁、激动、入睡困难，个别患者可出现精神病，引发癫痫；滥用激素会妨碍组织的修复，延缓组织的愈合，诱发消化性溃疡，甚至导致消化道穿孔大出血；激素使机体的抗病能力下降，促使细菌的生长、繁殖和扩散，滥用可诱发或加重感染；长期使用激素，会导致身体发胖，引起骨质疏松症，引发股骨头坏死，影响小儿发育；滥用激素，还可以引起水、盐、糖、蛋白质及脂肪代谢的紊乱，出现毛发增多、疲乏无力、血压及血糖升

中医正养中国人

高等症状。

在许多国家和地区，抗生素的滥用已成为影响健康的重要社会问题。实际上，滥用抗生素会引发许多不良反应，急性不良反应如皮肤出疹子、恶心呕吐、胸闷、呼吸困难，甚至发生过敏性休克等；慢性不良反应如抵抗力下降、疲乏无力、反复感冒等。鉴于此，专家呼吁，医生要严格掌握各类抗生素的临床适应证，卫生部门应加强对社会药店的监管，从根本上杜绝随意出售抗生素的现象。

维生素是机体代谢必不可少的营养物质。缺乏维生素，物质代谢就会发生障碍，引起夜盲症、脚气病、佝偻病等。患有慢性消耗性疾病或肠道吸收障碍的老年人，易出现维生素缺乏，需适当补充维生素。对于能够正常进食、消化吸收功能正常的人，一般不需要另行补充。若滥补维生素，会影响机体的正常功能，引发疾病。维生素E过量，早期会使人免疫功能下降，出现头晕目眩、视物模糊等症状，引发口角炎、闭经等；晚期可导致激素代谢紊乱，产生肌肉无力、乳房肥大等症状，甚至导致乳腺癌。维生素A过量，会引发头痛、头晕、食欲不振、脱发、鼻出血、贫血等症状，孕妇服用过量维生素A还可导致胎儿畸形。白细胞周围的维生素C过多，会妨碍其摧毁病菌，还会使病菌和癌细胞得到保护，因此，过量的维生素C会降低人体的免疫能力。专家建议，不能像吃糖豆那样随意服用维生素C，而通过吃橙子、橘子、柚子、西红柿或红薯、南瓜等富含维生素的水果和蔬菜来获取必要的维生素，则是安全的。

有人认为，中药安全无毒，不存在滥用问题。实际上，是药三分毒，中药滥用的情况更加严重。

中药当中，最容易被滥用的药物主要是补药、泻药和清热药。

出于保健的需要，许多人喜欢服用补药。补药中最有代表性的是各种各样的"参"，如人参、党参、西洋参、太子参等，这些参对气虚证或气虚体质的人，具有良好的滋补功效。不是所有的人都适合吃参进补，比如不当使用人参就会适得其反：高血压、甲亢以及平时身体壮实、内火大的人，吃参进补无疑是火上浇油；心慌、头晕、失眠、手足心发热的人，服用人参会加重症状；湿热壅滞的浮肿者，服用人参可加重浮肿；感冒发热时服用人参，会加重病情。有人把滥用人参所引起的一系列症状，概括为"人参滥用综合征"，表现为血压异常升高或降低、精神过度亢奋或过度抑郁、食欲减退、失眠、烦躁、易激动、眩晕、头痛、鼻出血、四肢抽搐等。

六味地黄丸是容易被滥用的中成药。它本是滋补肝肾之阴的一张名方，却被许多不属于阴虚的中老年人误用。实际上，那些手脚冰凉、特别怕冷、舌苔厚腻、食欲不振的患者，要么属于阳气亏虚，要么属于痰湿内盛，都是不适合服用六味地黄丸的。这样的人久服六味地黄丸，就是雪上加霜，越补越冷，越补越虚。

便秘是一种十分常见的临床症状，许多患者不咨询医生而自行购买泻药服用，也是一种普遍现象。常用泻药包括中药大黄、番泻叶、芒硝，中成药黄连上清丸（片）等。我们知道，引起便秘的原因有多种，临床必须因人而异，仔细诊治。盲目服用泻药，虽有一时之快，但带来的后果却是严重的，比如可能延误诊断，造成泻药依赖，导致肠功能紊乱，引发大肠黑变病，引起体质下降等。专家建议，便秘患者一定要及时就诊，明确病因，辨证施治，切不可滥用泻药，以免引发不测。

长期以来，中医火热毒邪致病的观念深入人心，普通老百姓都认为，口腔溃疡、青春痘、红眼病、小便灼热、大便干结、黄疸肝炎、鼻子出血等诸多病症，都是由上火、火毒引起，用清热解毒的中药治疗这类病症，几乎成了习惯。医院和药店，到处充斥着清热解毒泻火的中药和中成药，如金银花、连翘、黄芩、黄连、黄柏、栀子、石膏、清开灵、一清胶囊、银黄口服液、黄连上清丸、热淋清等。这样，就造成了清热药的滥用、误用。需要知道，清热药多属寒性，多服、误服极易损伤阳气，造成脾胃功能紊乱，导致免疫力下降，产生消化不良、食欲不振、腹痛腹泻、感冒等症状。清热药也必须在医生的指导下，辨证选用。

一言以蔽之，纵然是"救命仙丹"，如果使用不当，也会成为害人的利器。

●过分抑郁

《红楼梦》中，"心较比干多一窍"的林黛玉，多愁善感，抑郁多思，凡事总喜欢往悲观的方面想。

性格决定命运，林黛玉是个典型的例子。在这里，笔者不想探究林黛玉性格形成的原因，只想谈谈过分抑郁对健康的影响。

中医认为，情志抑郁，往往导致气机不畅，而气一旦不能畅通，脏腑的功能就会失调。气郁日久会化火，血行不畅则成瘀，水液停滞成痰湿，饮食不消成食积……总之，百病皆生于气，气病多源于郁。现代医学也认为，长期反复的忧郁情绪，可导致大脑皮质与皮质下中枢的协调关系失常，迷走神经系统兴奋性增高。

过分抑郁，常出现一些功能失调的症状。如有的人胃口变差、消化不良，或者食欲亢进；有的人睡不着觉，或者整日昏昏欲睡。其他常见的症状还有疲乏无力，反应迟钝，头痛头昏，眼睛疲劳，口干口渴，颈酸背痛，胸闷胸痛，呼吸不畅，腹胀便秘，尿频尿急，兴趣减退，悲观失望，叹气，打嗝，易生闷气等。

回过头来，让我们分析一下林黛玉的病情。从书中的描述可以知道，林黛玉先天不足，体弱多病，身材消瘦，面部潮红，倦怠乏力，应当属于阴虚体质。长期寄人篱下，却性情高傲，经常出语尖刻，易生闷气，处事悲观，心境低落，显然有过分抑郁作为诱因。病发时咳嗽、气短、咯血，病位应该在肺。从其用药来看，还应有月经不调，这是女性肝气郁结的常见症状。综上所述，林黛玉先天阴血亏虚，又由于长期抑郁，肝郁化火，肝火克肺金，终因极度郁愤，气逆血溢，咯血而死。书中，医生的用药也为上述分析提供了佐证。名医为林黛玉开方，用到了鳖血炒柴胡。在此方中，柴胡疏肝解郁，是不可少的一味药，同时用鳖血炒，既能滋阴养血，又能防止柴胡过于升发的弊端，符合肝郁阴虚、郁火动血的病机。要说病名，中医的肺痨比较合适，但不一定是现代所说的肺结核。

尽管林黛玉的病众说纷纭，但过度抑郁是她发病和病重的重要原因，基本上没有异议。

哪些因素会使人抑郁呢？其一是外源性因素，如生活中的挫折和不幸、工作学习中的过大压力，若不能及时处理和消解，长期郁积，使人抑郁。其二是内源性因素，如相关激素分泌紊乱时，使人在没有明显外因的情况下，伤春悲秋，多愁善感，钻牛角尖而不能自拔。

身体不适时，请静下心来检讨一下：是否有不开心的事情，使自己心情过于抑郁？对工作、对学习、对人际关系，是否有过于完美的要求，因而使自己过度压抑和悲观？有多久由于工作或学习过于紧张没能放松自己，和他人倾心畅谈？是否经常不由自主地长吁短叹，捶胸打背，打个嗝才觉得舒服？

对于这些问题，如果您的回答大多是肯定的，那就要注意了，您有抑郁或抑郁的倾向。

一旦知道您的健康问题是由过分抑郁所致，下面的方法可能会帮您摆脱苦恼。

减负减压：给自己的心情放个假。通过参加集体活动和文娱活动，来消除消极情绪的影响；通过体育锻炼和旅游，来开阔视野，陶冶情操。

食疗解忧：平时可以多吃一些具有行气解忧作用的食物，以及疏肝理气解郁的药膳，如百合、驴肉、橘子等；用月季花、玫瑰花或合欢花泡茶喝，也可以解忧助眠，对心情抑郁、生气紧张而失眠者，效果不错。

中药调理：选用中成药进行调理。因抑郁而肝区不适、长吁短叹、月经不调、两侧头痛者，可选用逍遥丸；因抑郁而腹胀便秘、经前腹痛者，可选用四磨汤口服液；因生气抑郁而胃胀胃痛、食不消化、打饱嗝者，可选用气滞胃痛颗粒；因长期抑郁而乳房胀痛、乳腺增生者，可选用乳癖消。

●心胸狭隘

《三国演义》中，罗贯中笔下的周瑜，是心胸狭隘的典型（历史上真实的周瑜不一定如此）。他浮躁多妒，争强好胜，斤斤计较，目光短浅。因嫉恨诸葛亮的才能高于自己，便屡次谋害。诸葛亮识破了他的诡计，根据他的性格特点，设计将其活活气死了。

《黄帝内经》说："大怒则形气绝，而血菀于上，使人薄厥。"周瑜被气死，并非杜撰——从医学的角度来分析，是很有道理的。

中医非常重视不良心理情绪的致病作用，将其总结为内伤七情——喜、怒、忧、思、悲、恐、惊，认为它们是引起诸多疾病的内在原因。近年来，现代医学也越来越认识到心理、性格和情绪与健康的密切关系，发现高血压、冠心病、消化性溃疡，甚至肿瘤、糖尿病的发生都与心理、性格、情绪有关。

在影响健康的性格当中，心胸狭隘是最常见的一种。心胸狭隘的人容易生气，容易动怒，容易怨恨，而恨、怨、恼、怒、烦，人称"五毒"，是许多疾病发生的根源。在这些不良情绪的刺激下，体内会产生有毒物质，损害人体的健康。

生气时，如何控制情绪，息怒消气？下面这些小绝招可以帮您。

要生气时，或先让自己从1默念到10，然后再发气，您会发现怒气已经消失了不少；或先把令人生气的事情放下10分钟，找一些自己喜欢的事情做，回过头来再看看，是否还想生气；或闭目静思，做深呼吸，您会发现，其实令您生气的事情有的是无关紧要的；或找点儿东西来发泄一下，比如用力拳击沙袋，用力撕纸，也可以排遣郁愤。

在生气之后，为了防止余怒伤肝，还可以用大拇指按摩太冲穴来消气。太冲穴是肝经的原穴，是排解郁闷、能让人心平气和的重要穴位。左右脚上的两个穴位各点揉 3~5 分钟即可。

生气就是拿别人的错误惩罚自己。心胸狭隘的人，甚至拿别人的成功来惩罚自己。要彻底控制不良情绪，调整心态、改变性格才是根本。这不仅是为了改善与他人的关系，更重要的是为了自己的健康。

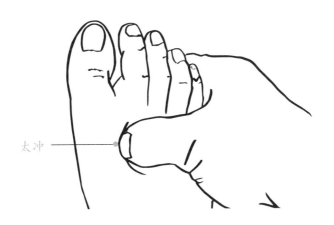

太冲

太冲穴是肝经的原穴，按摩此穴，能排解郁闷，让人心平气和，防止余怒伤肝。足背侧，沿着大脚趾和二脚趾的夹缝向脚背方向二横指处按压，可以感觉到动脉搏动处，即太冲穴。按揉太冲穴，有酸胀感。

求医解惑录

"蒲公英"问：

最近一段时间——两三个月吧，同事常说我脸色苍白，我也总是觉得自己疲倦无力，经常失眠，头昏耳鸣，头发逐渐稀少、脱落，上班注意力不集中，因此还被领导点名批评了。对了，还有经血量少，色淡。总之，身体总是感觉不舒服。这到底是怎么了？有没有简便易行的方法解决？

王长松答：

从您所说的情况来看，应该是气血不足所致。当人体的气与血不能和谐相处，就会导致气血不畅，发生"交通事故"，出现您所说的症状。长此以往，就会引发五脏六腑的疾病。

"气血者，人之所以赖以生者也。"气血充足、畅通，就可以不生病。在气血充足的前提下，气能畅达全身，推动血液运行，使得血液能够将血液中的营养物质运送到人体各个器官组织。如果人体没有营养物质，一切都是空话。气为阳，是脏腑的功能体现；血为阴，是脏腑活动的物质基础。气血不畅，疾病自来。

保持气血畅通最简单的方法就是自我调节，首要措施是保持气血旺盛，多休息、早睡觉。此外，大家不妨起床前、睡觉前练习腹式呼吸。这是历代养生家所推崇的养生秘法。

具体方法是，坐着或躺着，缓缓地做深呼吸，吸气时，精神集中在肚脐下三指处，并使吸入的气到达小腹部。呼吸要细长均匀，不可勉强用力。每次练习 15 分钟左右即可。当然，也可以逐步延长练习时间。随着练习时间的延长，可以逐渐延长呼吸。

坚持练习一段时间，您就会发现自己的皮肤变得细腻，精神头儿足，浑身充满了活力。这说明气血已经开始畅通，五脏六腑的功能逐渐正常了起来。腹式呼吸法，尤其适合长期坐办公室、压力大、缺乏锻炼的朋友。

"我心悠然"问：

看了您给"蒲公英"网友不厌其烦地解答，很感动。不过，我有点儿疑惑的是，为什么腹式呼吸能起到祛病强身的作用？

王长松答：

看来，"我心悠然"朋友，是一位爱思考的人。

腹部位居人体中部，胃、脾、肝、胆等主要器官都在其中。脾胃是人体的后天之本，人的五脏六腑、四肢百骸的营养，主要靠脾胃对所接纳的水、谷、肉、菜等食物进行加工转化后供给。只有脾胃的功能正常，才能保证人体必需的营养正常供给。

我们在采用腹式呼吸时，随着呼吸，腹肌有规律地起伏运动，脾胃的活动能量得以增大，消化、吸收和转化功能也得到加强，从而使人体对养分的吸收更加充分。腹式呼吸不仅能促进血液循环，增加氧气供给量，还能扩大膈肌的活动范围，增大肺活量。同时，由于我们在练习腹式呼吸法时，注意力集中，人便会进入比较"虚空"的状态，有利于排解心理压力，调节神经系统功能。

"寸草心"问：

心脑血管疾病严重威胁人类的健康，现代医学对此似乎还没有长期绝对有效的办法。听说有些食物对防治心脑血管疾病具有良效，能介绍一下吗？我爸妈都有心脑血管疾病，恳请您告诉我，我好用来孝敬他们。

愿天下所有的父母都健康长寿。临床上，防治心脑血管疾病的常见食物有下面几种。

山楂：山楂含有三萜类及黄酮类成分，能够扩张血管，降低血压，增强心肌收缩力，抗心律失常，降血脂，降低血清胆固醇含量。

大枣：大枣富含蛋白质、维生素以及钙、磷、铁和环磷酸腺苷等多种营养成分，能够增强肌力，消除疲劳，扩张血管，增加心肌收缩力，改善心肌营养，对防治心脑血管疾病有良好的作用。

薤白：又称小蒜、小独蒜、薤白头等。薤白自古至今都是中医主治胸痹心痛的主药，胸痹心痛类似于现代医学的冠心病心绞痛。诸多药理学实验证实，本品对心脑血管系统有明显保护作用。

洋葱：洋葱营养丰富，是目前所知唯一含前列腺素 A 的食物，而前列腺素 A 能扩张血管、降低血液黏度，因而能降血压、减少外周血管和增加冠状动脉的血流量，预防血栓形成。经常食用对心脑血管疾病患者有保健作用。

"从心出发"问：

我一向喜欢我国传统文化，所以对传统养生十分喜欢。请问，如果按照传统养生的方法，每个月应当如何吃，才更有益健康呢？

王长松答：

具体的不好说——毕竟内容繁多。不过，我乐意为您奉上有关学者对其的归纳。

正月：肾气易受病，肺气微弱，宜减少咸酸，增加辛辣，助肾补肺。

二月：肾气微弱，肝气旺盛，宜戒酸而增加辛味，以助补肝。

三月：肾气已息，心气将临，肝气正旺，宜减少甘味而增加辛味，补精益气。

四月：肝气已病，心火将壮，宜增加酸味而减少苦味，以补肾助肝。

五月：肝气休，心火旺，宜减少酸味而增加苦味，益肝补肾，以固精气。

六月：肝气弱而脾气旺，宜节制饮食，男性朋友最好疏远女色。

七月：肝心二脏少气，肺金初旺，宜增加咸味而减少辛味。

八月：心脏气微，肺金正旺，宜减少苦味而增加辛味，养心、肝、脾、胃。

九月：阳气衰，阴气盛，宜减少苦味而增加甘味，补肝益肾，养元气。

十月：心肺气弱，肾气强旺，宜减少辛味而增加苦味，养气助筋。

十一月：肾气正旺，心肺衰微，宜增加苦味而杜绝咸食，静养以顺阳气。

十二月：土气旺盛，水气不通，宜减少甜食而增加苦味食物，调养肾脏。

顺便提醒一下，上述的月份是以阴历而论的。

第三章

为什么我们中国人

需要中医？

　　中医喜欢从整体上考虑问题，对于疾病的诊治，重视患病的"人"：治疗方案往往以扶正祛邪为原则，把重点放在了提高患者的生活质量上，即便最后疾病无法根治，患者也能带病生存，活到天年。

　　中医是我们的老祖宗留下来的瑰宝。早在几千年前，《黄帝内经》就阐明了天人合一、辨证施治、顺应自然的治病原则和养生哲理。中医的精髓就在于"养"字。中医历来主张养生，核心就是"治未病"。《黄帝内经》说"圣人不治已病，治未病"，意思是说，圣人不治疗已经生成的病，而治疗还未生成的病。没病的时候要采取相应的措施，防止疾病的发生。中医养护亦必须遵守中医辨证施治的原则——一定要因人而异，结合不同的体质，采用不同的方法，这样才不至于犯削足适履的错误。中医是根据中国人体质、禀性总结出来的伟大学说，更适合养护勤劳朴实、善良可爱的中国人。

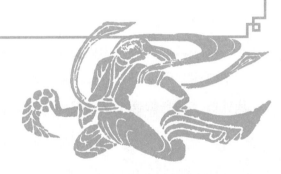

01　为什么中医更适合保养中国人的身体？

作为中华文明的瑰宝，中医拥有数千年的历史，历代的中医先贤们通过长期的实践和总结，积累了丰富的经验，形成了独特的理论体系。这些经验为我们养生提供了宝贵的指导，值得我们借鉴。中医养生注重整体调节，强调个性化，具有丰富的健康干预手段，如精神调养、睡眠养生、食疗药膳、中药方剂、针灸推拿等。这些手段可以针对不同的病症和体质进行个体化的治疗和调理，能有效缓解疾病症状，促进身体的康复。

● "拿来主义"并非百试不爽的"灵药"

在一次讨论减肥的学术沙龙上，有位年轻的朋友极力推荐一种美国盛行的减肥方法，说他用这个方法在一年内成功减重20多千克。

深聊之后得知，他所说的方法就是生酮减肥法。通俗地说，就是要多吃牛羊肉，适量吃蛋、喝奶，尽量少吃甚至不吃米、面、蔬菜等，使身体处于生酮状态。其依据是，生酮状态下，人体摄入的碳水化合物非常少，身体无法获取足够的能量，因此在细胞需要能量时，就会转而使用脂肪酸分解产生的酮体作为能源，此时能量的消耗速度非常快，可以很快地减去体重。生酮饮食的本质是将身体变成"燃烧"脂肪的"机器"，在减肥过程中，通过减少碳水化合物的摄入，迫使身体从自身的脂肪中获取"燃料"。

生酮减肥的概念源自美国。最初，生酮饮食被用于治疗儿童癫痫，2017 年开始被用于减肥。

由此笔者想到了一本畅销书——《谷物大脑》。这是一本由美国神经科医生戴维·珀尔马特和科普作家克里斯廷·洛伯格合著的书，主要讲述麸质、碳水化合物对大脑健康的危害，以及如何通过改变饮食习惯来预防和治疗各种神经退行性疾病，如阿尔茨海默病、帕金森病、抑郁症等。全书主张低碳水、高脂肪的生酮饮食，认为这样可以降低血糖，减少炎症，刺激神经生长因子，增加大脑的能量和增强大脑的保护功能。尽管书中引用了一些科学研究和临床案例来支持作者的观点，但仍然缺乏足够的证据，甚至故意夸大其词，忽略了影响健康的其他重要因素。

不难看出，生酮减肥的方法有悖于生理和自然的规律。对于体重严重超标的年轻人而言，用这种方法迅速减重，可能会有一定的作用，但并不适合所有有减肥需求的人。另外，长期生酮饮食很可能会带来许多危害，包括头晕、乏力、抽搐、心悸等低血糖反应，以及尿频、便秘、脱发、阳痿、闭经、营养不良、肾结石、痛风、骨质疏松症等病症。

生酮减肥的方法尤其不太适合我们中国人。俗话说，一方水土养一方人。这话反过来也对，一方人适合一方水土。有过出国旅行经验的人大概会有这样的体验：刚到国外，这也吃不习惯，那也吃不习惯，更有甚者，水土不服，上吐下泻。这其实就是因为我们的身体不适应国外的饮食。中国人的主食以谷类为主，包括大米、小麦、玉米、小米、荞麦、燕麦、高粱、薯类等。这是我们的祖先在长期的生活实践中摸索出来的、适合当地环境以及我们体质的饮食结构。《黄帝内经》指出："五谷为养，五果为助，五畜为益，五菜为充，气味合而服之，以补精益气。"主食是中国人饮食不可缺少的主要组成部分，是人体所需能量的主要来源。如果长期不吃主食，身体就缺乏必要的营养素，会导致营养不良、血糖不稳、消化功能紊乱、免疫力下降，甚至影响大脑的思考力以及人的情绪状态。

在文化和科技领域，有选择地借鉴他人的经验和方法，确实可以拓宽视野、增长见识，加速经济发展，提高生活质量。"拿来主义"也并非百试不爽的"灵药"。就养生保健而言，每个个体、每个情境都有其独特性，需要具体问题具体分析，而不能盲目迷信"外国的月亮比中国的圆"，生搬硬套别的国家的保健方法、经验。

作为中华文明的瑰宝，中医拥有数千年的历史，历代的中医先贤们通过长期的实践和总结，积累了丰富的经验，形成了独特的理论体系。这些经验为我们养生提供了宝贵的指导，值得我们借鉴。中医养生注重整体调节，强调个性化，具有丰富的健康干预手段，如精神调养、睡眠养生、食疗药膳、中药方剂、针灸推拿等。这些手段可以针对不同的病症和体质进行个体化的治疗和调理，能有效缓解疾病症状，促进身体的康复。

门诊上，经常有患者问笔者，中药有没有毒副作用？吃了会不会伤肝伤肾？患者有这样的担心很正常，笔者都会如实回答。中药里面，确实有一些具有毒性的品种，这些品种偏性比较大，但可以在经验丰富的专业中医师的指导下，用于治疗一些重大病症，比如肿瘤、血液病、免疫系统疾病等。然而大部分的中药是安全的，其中有些中药就是我们平时吃的食物。就养生保健和体质调理而言，我们一般都会选择性质平和、安全的中药，患者可以放心服用。

令人遗憾的是，近几年关于中药的毒副作用，被有意无意地夸大了。比如，把少数几种中药引起的肾脏损伤，称为"中草药肾病"，使人们误认为所有的中草药都可能引起肾病；把不规范使用中药引起的不良反应，统统归结于中药本身；等等。这些片面之词夸大了中草药和中医疗法潜在的副作用和毒性，夸大了中医疗法可能造成的危害，久而久之，就会导致人们对中医持怀疑甚至反对的态度，进而影响中医在养生保健领域的应用和发展，削弱人们对传统医学文化的认同和自豪感。

有人极度贬低中医的价值，认为中医是迷信和伪科学，认为中医理论是基于古代的封建迷信和错误的传统观念，是不理性的信仰体系；认为中医实践禁不起验证，是偶然的、过时的，甚至是心理因素、安慰剂效应。有人甚至认为中医对医学没有贡献，现代医学已经发展到了很高的水平，完全可以承担起维护人类健康的重任。这类片面、偏激的观点，削弱了公众对中医的信任和支持，实际上都是妖魔化中医的表现。这些观点的产生，往往源于对中医的不了解甚至误解。实际上，对于任何一种医学体系，我们都应该以科学的态度进行评估和验证，而不是盲目地崇拜或攻击。

事实上，中医作为中国传统文化的重要组成部分，拥有数千年的历史和丰富的实践经验。中医在疾病预防、诊断、治疗和康复等方面有着独特的理论和方法，对维护和促进人类健康具有重要的作用。在现代医学高度发展的今天，中医仍然在许多方面具有不可替代的价值和优势，如诺贝尔生理学或医学奖获得者屠呦呦通过对中药典籍的研究，发现了青蒿素，拯救了全球上千万人，使人们免遭疟疾的折磨。我们应该以客观、理性的态度看待中医，摒弃对中医的妖魔化观点。同时，加强中医文化的普及，提高人们对中医的认识和理解，让更多的人了解和认同中医的价值和作用。只有这样，我们才能真正发挥中医在维护人类健康中的作用，同时保持对传统医学文化的自信和自豪。

2023 年 11 月 14 日，由世界中医药学会联合会主办的第二十届世界中医药大会在菲律宾马尼拉开幕。大会以"人人享有健康，推动传统医学融入全球卫生健康治理"为主题，吸引了 30 个国家和地区的 700 余名中医药专家学者参加会议。世界中医药学会联合会主席马建中在大会欢迎词中说，目前，中医药的"朋友圈"越来越大，中医药已传播到 196 个国家和地区，全球接受过中医药针灸、推拿或气功治疗的人数占世界总人口的 1/3 以上。据世界卫生组织统计，113 个世卫组织成员国认可使用针灸等中医药诊疗技术，29 个成员国为中医药的规范使用制定了有关法律法规。中医药作为重要的国际名片和健康使者，已成为构建人类卫生健康共同体的重要内容。

相信中医药将为促进人类健康、改善全球卫生治理做出更大的贡献。

●不要放弃中医

小芳是一位 35 岁的女性，结婚 4 年，夫妻生活正常，却一直没能怀孕。她曾经做过各种检查，包括性激素和妇科 B 超检查，没有发现明显异常；也尝试过许多方法，都没有取得明显疗效。后来，她听闻朋友介绍，抱着试一试的心态，前往笔者医院就诊。

笔者详细询问了小芳的病史和症状，并诊查舌脉，归纳出这样的病证特点：一是月经不调，月经经常推迟，35~40 天一个周期，且月经量少，有时还闭经；二是小腹冷痛，小腹冰凉，伴有腰酸，甚至腹泻，热敷可以缓解疼痛；三是白带清稀、量多，平时小腹坠胀，手脚冰凉，怕冷，大便不成形；四是舌淡苔白，脉细。笔者告诉小芳，这是典型的宫寒不孕，原因有很多，一般多与外感寒邪、过食生冷食物等有关。寒气滞留在胞宫，影响气血的运行，因而不能孕育胎儿。治法扶阳祛寒，温暖胞宫。笔者为她开出了一个方剂，包括艾叶、香附、吴茱萸、肉桂、当归、川芎、白芍、地黄、黄芪等多种中药。小芳按照医嘱，每天按时服药，并注意调整生活方式和饮食习惯。几个月后，她惊喜地发现自己怀孕了。她感慨万分，觉得中医治疗真的是太神奇了。

小芳顺利地生下了一个健康可爱的孩子，全家人都特别高兴。她深知自己的幸运，也明白了中医治疗的重要性和神奇之处。从此以后，她成为一名忠实的"中医粉"，经常向身边的人推荐中医。

在这里，笔者还要讲一下坐月子。有人认为：中国人独树一帜的坐月子，是不科学的；外国人没有坐月子的习惯，她们不仅不坐月子，还会用冰块止血做产后恢复……

事实上，坐月子的本质，是强调产后生活调养的重要性，包括避寒就温、慎避风邪、调畅情志、均衡饮食等多种措施，这些措施对产妇身体的恢复、防止多种产后病的发生，都是十分必要的。我们不能因为外国人不坐月子，就质疑我们祖先千百年来总结的生活经验。作为一名临床医生，笔者亲眼见到许多女同胞的疾病都源于产后不注意调养。

不要忘了，中医是中国独特的文化资源，也是中国传统文化的重要组成部分。中医文化承载了丰富的价值，如人与自然协调共生的观念、中庸和谐的理念以及以人为本的医疗理念等，这些都是中华民族优秀传统文化的核心内容，是中国古代智慧的结晶。中医文化强调"治未病"的理念，提倡养生保健和预防疾病，引导人们更加关注自身健康，提高健康素养和自我保健能力。实际上，中医具有丰富的科学内涵和实用价值。中医的许多理论和治疗方法已经被现代医学所证实，如中药的药理作用、针灸的生理效应等。这些理论和治疗方法不仅具有悠久的历史和深厚的文化底蕴，而且具有科学性和实用性，可以为现代医学的发展提供有益的启示。

02 中医是根据中国人体质
总结出来的伟大学说

2009 年，中华中医药学会发布了《中医体质分类与判定》，其采纳王琦院士的研究结论，将中医体质共分为九种基本类型：平和质、气虚质、阳虚质、阴虚质、痰湿质、湿热质、血瘀质、气郁质、特禀质。每种体质类型都有其特征、独特的表现和易患病症。我们在养生时，必须根据个体的体质类型，选择合适的方法和手段，这样才能达到最佳的养生效果。

中医治病讲究辨证施治，针对不同病症、不同患者，即便是临床表现为同一症候的不同患者，也要根据具体情况采用不同的治疗方案。我们平时养生，也一定要结合自己的体质，采用不同的方法，这样才不至于犯削足适履的错误——中医是我们的老祖宗根据中国人体质、禀性总结出来的伟大学说，更适合养护勤劳朴实、善良可爱的中国人。

所谓体质，是指人在生命过程中，在先天遗传和后天获得的基础上，逐渐形成的在形态结构、生理功能、物质代谢和性格心理方面综合的、固有的一些特质。个体体质的不同，表现为在生理状态下对外界刺激的反应和适应上的差异性，发病时也会表现出不同的症候。《黄帝内经·灵枢》中，把人分为太阳之人、少阳之人、太阴之人、少阴之人、阴阳平和之人，又根据人的形体、肤色、认知能力、情感反应、意志强弱、性格静躁以及对季节气候的适应能力等方面的差异，按照"五行"理论将人分为木、火、土、金、水五大类型，而后又在每种类型之下细分为五小类，所以总共是二十五种不同体质。这两种说法不同，但内容其实是一样的，都是把阴阳进行细分，阳分出太阳和少阳，阴分出太阴和少阴。阴和阳是按照性质来分的，太阳和少阳、太阴和少阴是按照数量和程度来分的。这里的"太"和"少"，实际上就是多和稍微少的意思。太阳就是阳气多一些，少阳就是阳气稍微少一些；太阴是阴气多一些，少阴是阴气稍微少一些。

一、木型体质

特征：面色偏青苍色，身材修长，头小，脸长，肩背宽大，背部挺直，身体瘦而露骨，手足灵活，关节柔韧性好。这类人一般能耐受春夏季节，而在秋冬季节容易生病。

易患疾病：中医肝胆系统疾病和现代医学神经系统疾病。

二、火型体质

特征：面色偏赤色，形体丰满，肩背肌肉宽厚，行动迅速，性格急躁，待人耿直，思维敏捷。这类人一般能耐受春夏季节，而在秋冬季节容易生病。

易患疾病：易出现阴虚阳亢，多见心烦易怒、口干口渴、面红目赤、头痛、流血等。有患中医热病、血症及现代医学心血管系统疾病的潜在倾向。

三、土型体质

特征：肤色偏黄，头大，脸圆，肩背宽阔，肚子比较大，四肢匀称，肌肉丰满，步履稳重而轻快。这类人一般能耐受秋冬季节，而在春夏季节，特别是长夏湿热季节容易生病。

易患疾病：消化系统疾病。

四、金型体质

特征：肤色偏白，头小，脸方，肩背瘦小，腹部和手足小，足跟部坚韧厚实，行动敏捷。这类人一般能耐受秋冬季节，而在春夏季节容易生病。

易患疾病：呼吸系统疾病和皮肤病。

五、水型体质

特征：肤色偏黝黑，头大，脸颊较宽，肩膀窄小，腹部及臀部大，行走时经常摇晃身体，头发浓密而黑，怕寒喜暖。这类人一般能耐受秋冬季节，而在春夏季节容易生病。

易患疾病：肾病及骨关节方面的疾病。

这是中医学对人体的最早分类，影响了后来的中医从业者和研究者，经过历代中医先哲的累积，逐渐形成了内容更为丰富的中医体质学说。2009年，中华中医药学会发布了《中医体质分类与判定》，其采纳了王琦院士的研究结论，将中医体质共分为九种基本类型：平和质、气虚质、阳虚质、阴虚质、痰湿质、湿热质、血瘀质、气郁质、特禀质。每种体质类型都有其特征、独特的表现和易患病症。我们在养生时，必须根据个体的体质类型，选择合适的方法和手段，这样才能达到最佳的养生效果。

有位40多岁的男老师找笔者看诊，说自己半年前开始腰酸背痛，视物模糊，听力下降，性功能也大不如前。在朋友的推荐下开始服用六味地黄丸，坚持服用三个多月，不仅没有效果，反而症状还有加重的趋势。他非常不解地问："我的症状不是肾虚吗？六味地黄丸不是补肾的吗？为什么我吃了不见效反而加重？"笔者为他诊查舌脉，见他舌淡胖，苔白润，脉沉无力，摸手也是偏凉的，就问他平时怕冷还是怕热、冬天好过还是夏天好过、大便成不成形、平时喜欢喝凉水还是热水。他说比较怕冷，夏天不敢吹空调，很容易拉肚子，平时喜欢喝热水，吃凉的东西胃不舒服。笔者就告诉他："您这是典型的阳虚，而六味地黄丸是补阴的，您吃错药了！您应该选择扶阳的金匮肾气丸或者附子理中丸。"随后笔者给他开了以附子理中丸为基础的汤药，两周后症状就有了明显好转。

像这样不根据体质盲目进补、胡乱选择养生方法的朋友还真不少，比如，痰湿质人群长期用石斛泡水，导致痰湿加重；气虚质人群跑马拉松发生晕厥甚至猝死等。许多朋友问："我已经很注意养生保健了，为什么仍然没有效果？"很可能就是因为选择养生方法时没有结合自己的体质情况。

 ● 如何判断自己属于哪种体质

下面请跟笔者了解一下每种体质的典型特征，看看您属于哪一种体质。

①平和质：平和质的人形体匀称健壮，面色红润，肌肤润泽，精力充沛，性格随和开朗，脏腑功能状态良好，对四时寒暑及地

理环境适应能力强，患病较少。平和质是健康的理想状态，因此可以用"健康无病"来概括它的基本特征。

②气虚质：气虚质的人肌肉松软，声音低，易出汗，易累，易感冒；面色偏白，气短乏力；舌淡苔白，脉虚弱。气虚质是由于一身之气不足，以气息低弱、脏腑功能状态低下为主要特征的体质状态。可以用"弱不禁风"来概括它的基本特征。

③阳虚质：阳虚质的人肌肉不健壮，常常手脚发凉，衣服比别人穿得多，夏天不喜欢吹空调；喜欢安静，性格多沉静、内向；有的形体白胖，面色淡白；容易便溏，不喜饮水；舌淡胖，脉沉无力。阳虚质是由于阳气不足，失于温煦，以形寒肢冷等虚寒现象为主要特征的体质状态。可以用"虚寒怕冷"来概括它的基本特征。

④阴虚质：阴虚质的人形体多瘦长，不耐暑热，常感到眼睛干涩，口干咽燥，总想喝水，皮肤干燥，经常大便干结，容易失眠；舌红少苔，脉细数。阴虚质是由于体内津液精血等阴液亏少，以阴虚内热等表现为主要特征的体质状态。可以用"干瘦虚热"来概括它的基本特征。

⑤痰湿质：痰湿质的人体形肥胖，腹部肥满而松软；易出汗，且多黏腻，经常感觉脸上有一层油；一般嗜食肥甘，体倦身重，嗜睡懒动，口中黏腻；舌胖，苔滑。痰湿质是由于水液内停而痰湿凝聚，以黏滞重浊为主要特征的体质状态。可以用"肥胖懒腻"来概括它的基本特征。

⑥湿热质：湿热质的人形体壮实，声高气粗，喜凉怕热，大便黏臭；面部和鼻尖油光发亮，易生痤疮，皮肤瘙痒；口苦口臭，

脾气急躁；舌红，苔黄厚腻。湿热质是指以湿热内蕴为主要特征的体质状态。可以用"壮实油腻"来概括它的基本特征。

⑦血瘀质：血瘀质的人皮肤较粗糙，眼睛里的红丝很多，牙龈易出血；有的面色青黑，口唇色暗，眼眶暗黑，肌肤干燥；舌紫暗或有瘀点，脉细涩。血瘀质是体内有血液运行不畅的潜在倾向，或瘀血内阻的病理基础，以血瘀表现为主要特征的体质状态。可以用"粗糙瘀暗"来概括它的基本特征。

⑧气郁质：气郁质的人体形偏瘦，经常闷闷不乐、情绪低沉，常感胸闷，无缘无故地叹气，易失眠；舌淡红，苔白，脉弦。气郁质是由于长期情志不畅、气机郁滞而形成的，以性格内向不稳定、忧郁脆弱、敏感多疑为主要表现的体质状态。可以用"郁闷多虑"来概括它的基本特征。

⑨特禀质：特禀质是由于先天禀赋不足和禀赋遗传等因素造成的一种特殊体质。包括先天性、遗传性的生理缺陷与疾病、过敏反应等。可以用"敏感多病"来概括它的基本特征。

经常有朋友在笔者讲座时提出疑问："我怎么感觉哪种体质类型的症状都有呢？"确实有的朋友情况比较复杂，可能属于两三种的复合体质。如果自己判断不清，可以请有经验的中医师协助判断，也可以通过体质检测系统进行综合分析。

值得注意的是，每个人的体质并不是固定不变的，而只是一种相对稳定的状态。体质会随着身体状况、生存环境以及时间的变化而发生改变。

老中医建议

不同体质的人有不同的养生方案

知道自己的体质之后，就可以选择适合自己的养生方案。

①平和质：平和质的人身体健康，精力旺盛，容易适应环境变化，不容易得病。这类人的调养方式比较简单，只需要注意保持生活规律，食物多样，适当运动，情绪平稳即可。

合理的饮食、充足的睡眠、愉快的心情、适量的运动，是中医强调的维护健康的四大基石。

②气虚质：气虚质的养生原则是培补元气，补气健脾。养生要点包括以下几个方面——

体育锻炼：重在练气。选择比较柔缓的传统健身功法，如太极拳、太极剑、八段锦等。气虚质者体能偏低，且过劳易于耗气，因此不宜进行大负荷的强体力运动。忌用猛力和做长久憋气的动作。宜采用低强度、多次数的运动方式，循序渐进，持之以恒。慢跑、健步走等也是有效的锻炼方法，可适当选用。

食补药膳：适合气虚质的中药包括黄芪、西洋参、太子参、人参、党参等；适合气虚质的食物包括粳米、糯米、小米、大麦、莜麦、马铃薯、山药、红枣、胡萝卜、香菇、豆腐、鸡肉、鹅肉、兔肉、牛肉、鹌鹑、青鱼、鲢鱼等。可以选择搭配，做成适合气虚质的药膳，如黄芪童子鸡、山药粥、党参山药兔肉汤、小米红枣粥等。

③阳虚质：阳虚质的养生原则是补肾温阳，益火之源。养生要点包括以下几个方面——

体育锻炼：加强体育锻炼，动则生阳。五禽戏中的虎戏具有益肾阳、强腰脊的作用；古代道家养生长寿术中的核心功法是卧功，可以使脊椎得到锻炼和强化。

食补药膳：适合阳虚质的中药有附子、干姜、生姜、桂枝、肉桂、巴戟天、鹿茸、鹿角胶、淫羊藿、肉苁蓉、海马等；适合阳虚质的食物包括羊肉、鹿肉、鸡肉、蚕蛹、韭菜、核桃仁、猪肾、鹌鹑等。可以选择搭配，做成适合阳虚质的药膳，如良姜炖鸡块、苁蓉羊脏羹、韭菜炒胡桃仁、黄花熘猪腰等。

阳虚质的人选择居住环境时，要注意避寒就温；精神调养上要注意调节情绪，消除悲伤、恐惧等不良情绪的影响。

④阴虚质：阴虚质的养生原则是滋补肝肾之阴。养生要点包括以下几个方面——

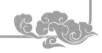

体育锻炼：不宜进行过激活动；可练习咽津、吞津功法。这是一种古老的养生方法，具有强身健体、延年益寿的作用。该方法通过慢慢吞咽唾液来达到滋润脏腑、流通血脉、补益脑髓等效果。唾液是人体精气的一部分，能够润泽身体和脏腑，增强消化和排泄功能，提高身体免疫力。具体做法是每天清晨起床后，在空气清新的地方放松全身，自然呼吸，闭上双目，舌抵上腭或舌尖舔上腭，使唾液逐渐增多，然后分数次咽下。咽津还可以结合叩齿、鼓腮等来强化养生效果。

食补药膳：适合阴虚质的中药有枸杞子、生地、麦冬、天冬、南沙参、北沙参、黄精、熟地、玉竹、石斛、百合等；适合阴虚质的食物包括芝麻、绿豆、鸭肉、猪肉、猪皮、兔肉、牛奶、豆腐、乌贼、鳖肉、螃蟹、牡蛎、海蜇、海参、苦瓜、甘蔗、木耳、银耳等。可以选择搭配，做成适合阴虚质的药膳，如沙参玉竹煲老鸭、百合地黄汤、冰糖银耳等。

阴虚质的人要注意秋冬养阴，夏季避暑。秋冬季节进行膏方进补是不错的选择。

⑤痰湿质：痰湿质的养生原则是健脾化湿。养生要点包括以下几个方面——

体育锻炼：长期坚持体育锻炼。如散步、慢跑、打乒乓球、打羽毛球、打网球，以及适合自己的各种舞蹈。

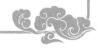

痰湿质的人要加强机体物质代谢，应做较长时间的有氧运动，运动时间应在下午 2~4 点阳气极盛之时。对于体重超重、陆地运动能力极差的人，也可选择游泳。

食补药膳：适合痰湿质的中药有茯苓、半夏、桔梗、前胡、橘络、陈皮、贝母、竹茹、藿香叶、紫苏叶等；适合痰湿质的食物包括薏苡仁、赤小豆、扁豆、蚕豆、花生、海蜇、鳙鱼、鲫鱼、鲤鱼、鲈鱼、文蛤、山药、白萝卜、洋葱、豆角、冬瓜、竹笋、紫菜、枇杷、荸荠、橄榄、辣椒、咖喱、生姜等。可以选择搭配，做成适合痰湿质的药膳，如山药冬瓜汤、赤豆鲤鱼汤、薏苡仁粥、荷叶粥、昆布海藻排骨汤等。

痰湿质的人选择居住环境时，要注意避免潮湿，最好选楼层较高、通风良好的地方。

⑥湿热质：湿热质的养生原则是清热除湿。养生要点包括以下几个方面——

体育锻炼：积极锻炼，散发余热。适合做大强度、大运动量的锻炼，如中长跑、游泳、爬山、各种球类运动等，以消耗体内多余的热量，排泄多余的水分，达到清热除湿的目的。

食补药膳：适合湿热质的中药有绿茶、薄荷、白茅根、连翘、栀子、竹茹、黄芩、大黄、黄柏、板蓝根、草珊瑚、冬凌草等；适合湿热质的食物包括赤小豆、绿豆、蚕豆、四季豆、鸭肉、兔肉、鲫鱼、鲤鱼、田螺、海带、紫菜、冬瓜、丝瓜、苦瓜、黄瓜、菜瓜、西瓜、白菜、芹菜、荠菜、卷心菜、空心菜、竹笋、莴笋、葫芦、莲藕、萝卜、豆角、绿豆芽、梨、绿茶、薏苡仁、莲子等。可以选择搭配，做成适合湿热质的药膳，如绿豆藕、玉米须煲蚌肉、茵陈猪肉汤、三色豆汤、泥鳅炖豆腐等。

⑦血瘀质：血瘀质的养生原则是活血化瘀，疏通经络。养生要点包括以下几个方面——

体育锻炼：多做有利于心脏血脉的活动，如舞蹈、步行、徒手健身操等。

食补药膳：适合血瘀质的中药有三七、桃仁、红花、丹参、当归、全蝎、山楂等；适合血瘀质的食物包括生山楂、番木瓜、杧果、黑豆、黄豆、香菇、茄子、油菜、桃子、山楂、银杏、慈姑、黑大豆、木耳、洋葱、红糖、醋、黄酒、葡萄酒等。可以选择搭配，做成适合血瘀质的药膳，如山楂红糖汤、益母草煲鸡蛋、泽兰炖鳖肉、山楂牛肉干等。

⑧气郁质：气郁质的养生原则是疏肝解郁。养生要点包括以下几个方面——

体育锻炼：尽量增加户外活动，可坚持略大量的运动锻炼，如跑步、登山、游泳、打球等，通过运动出汗，来鼓动气血，疏发肝气，促进食欲，改善睡眠。有抑郁

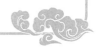

倾向者，要在家人或朋友的陪伴下外出。

食补药膳：适合气郁质的中药有酒、柴胡、月季花、玫瑰花、郁金、香附、佛手、八月炸、合欢花、陈皮、川芎、枳壳、白芍、栀子、苍术、厚朴、神曲、山楂等；适合气郁质的食物包括大麦、荞麦、高粱、白萝卜、洋葱、香菜、卷心菜、苦瓜、丝瓜、黄花、刀豆、蘑菇、豆豉、海带、海藻、柑橘、柚子、菊花、玫瑰花、茉莉花等。可以选择搭配，做成适合气郁质的药膳，如橘皮粥、玫瑰红糖茶、甘麦大枣汤、玫瑰花鸡肝汤等。

⑨特禀质：特禀质的养生要点是调理身体，治疗病症。对于过敏体质者，宜多食益气固表的食物，少食荞麦（含致敏物质荞麦素）、蚕豆以及辛辣之品，避免进食发物，以免诱发疾病。居室宜通风良好。

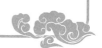

03 藏在中医经典里的养生智慧

在中华民族数千年的历史长河中，《黄帝内经》《伤寒杂病论》《神农本草经》等经典中医著作的贡献功不可没。它们自问世以来，一直庇佑着我们中华民族，使我们中华儿女能够战胜疾病、灾难，在东方的这片土地上繁衍生息。它们是国之瑰宝，有着巨大的指导作用与研究价值，至今仍影响着我们的生活。它们的每一页都是宝，蕴含着养生的大智慧。

● 《黄帝内经》每一页都是宝

《黄帝内经》是中国最早的医学典籍，被誉为中国医学之源。全书分为《素问》和《灵枢》两部分，共18卷162篇。《黄帝内经》以黄帝命名，借黄帝之言来阐述医学理论。它是融合了古代哲学、天文学、气象学、物候学、生物学、地理学、数学、社会学、心理学、音律学等多学科知识和成果的医学典籍。其内容包括整体观念、阴阳五行学说、藏象经络学说、病因病机学说、诊法治则、养生学、运气学等方面，是一个完整的医学理论体系。

笔者学校医学专业的硕士研究生有一门课程——中医临床经

典，每次讲授这门课时，笔者都要求学生诵读《黄帝内经》的第一篇《上古天真论》，并强调一定要大声诵读，而不是只用眼睛看。通过日复一日反复地诵读，同学们悟到了许多道理。与单纯用眼看书不同，诵读经典调动了我们的眼、舌、口、鼻、耳五官，锻炼了相应的肝、心、脾、肺、肾五脏，本身就是防治抑郁、焦虑等心理疾病的有效措施。《上古天真论》中提出的养生基本原则和方法，至今仍有重要的指导意义。文中指出，养生的原则是"法于阴阳，和于术数"，即遵循自然规律，适应自然环境，保持身心和谐；养生的方法主要是"食饮有节，起居有常，不妄作劳"，对应于"合理的饮食、充足的睡眠、适量的运动、平衡的心态"等健康四大基石；养生的目标则是达到"形与神俱"的状态，"尽终其天年，度百岁乃去"。这里的"形与神俱"，就是心神合一、活在当下，就是现代积极心理学强调的心流状态。

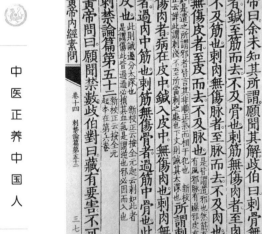

《黄帝内经》是我国第一部关于生命的百科全书，成书年代约在先秦至西汉间，总结了古代人民与疾病做斗争的经验和理论知识，并为此后的中国医学发展提供了理论指导。

《黄帝内经》的每一页都是宝，它蕴含着丰富的养生知识，对现代人养生仍然具有重要的指导意义。概括而言，其蕴含的养生知识主要包括以下几个方面。

　　饮食养生：饮食是影响健康的关键，要"善耕种，节饮食"，避免食用过度油腻和过咸食品，多食用新鲜水果和蔬菜。同时，要注意饮食规律，控制饮食的量和进食的速度，避免暴饮暴食。

　　顺时养生：《黄帝内经》认为自然界的气候变化会影响人体健康，人们应该顺应季节变化进行养生。例如，春季养肝，夏季养心，秋季养肺，冬季养肾，等等。

　　运动养生：《黄帝内经》提倡进行适当的运动，以提高身体素质，但运动不能过量，要根据自身体质基础，以适合自身为原则。

　　经络养生：《黄帝内经》认为经络是运行气血、联系脏腑和体表及全身各部的通道。通过刺激经络、穴位等方法，可以调节身体各系统的功能，达到养生保健的目的。

　　气血养生：《黄帝内经》认为气血是滋养人体的宝贵物质，气虚、血虚会使人出现各种症状，因此要注重气血的调养。

　　平衡养生：《黄帝内经》认为人体内部各个系统是相互联系、相互影响的，要保持身体健康，就要使各个系统处于平衡状态。

　　未病养生：《黄帝内经》提出"治未病"的思想，强调预防疾病的重要性。通过采取各种养生措施，增强身体抵抗力，提高身体素质，可以预防疾病的发生。

　　情绪养生：《黄帝内经》认为情绪对人体健康有很大的影响，怒、喜、思、悲、恐等情绪会使人身体产生相应的变化，因此，要注重调节自己的情绪，保持心情愉悦。

特别值得提出的是，《黄帝内经》的五运六气学说更具有重要的养生指导意义，主要表现在以下几个方面。

指导人们顺应自然规律：五运六气学说认为自然气候的变化对人体健康有重要影响，因此建议人们顺应自然规律，根据不同气候特点调整自己的生活方式和饮食起居，以保持身体健康。

指导疾病预防：五运六气学说认为不同气候变化可能对人体造成不同影响，因此人们可以根据当年的气候特点，提前采取相应的预防措施，如调整饮食、作息等，以预防某些疾病的发生。

指导个性化养生：根据每个人的出生年月和体质特点，可以推断出其体质的五行属性及太过或不及的状态，从而指导人们针对自己的体质特点进行个性化养生，如调整饮食、运动、情志等方面，以达到更好的养生效果。

指导病情预测和治疗：五运六气学说可以用来预测某些疾病的发生和流行趋势，为防治这些疾病提供科学依据。同时，根据五运六气学说，可以制订相应的治疗方案，如针灸、中药治疗等，以达到更好的治疗效果。

《黄帝内经》中有关养生的名言有很多，最有代表性的如下：

"春夏养阳，秋冬养阴，以从其根"强调了季节对养生的影响。春天和夏天是万物生长的季节，人体也应该顺应自然规律，呵护阳气的生发，保持身体的温暖；秋天和冬天则是万物收藏的季节，人体应该以养阴为主，顺应阳气的潜降，保持身体的凉爽。

"食饮有节，起居有常，不妄作劳，故能形与神俱"强调了生活作息对健康的影响。合理饮食、规律作息、适度运动等良好的生活习惯能够使身体与精神保持和谐一致，从而达到养生的效果。

"心者，君主之官也，神明出焉"强调了心神的重要性。心是主导全身各脏腑功能活动的"君王"，因此要保持心情愉悦、心态平衡，避免过度焦虑、抑郁等情绪对身体健康的影响。

●从《伤寒杂病论》里汲取养生智慧

《伤寒杂病论》是中医临床的经典，怎么会有关于养生的内容呢？

《伤寒杂病论》创制了中医最值得骄傲的特色和优势——辨证施治体系，千百年来一直指导着中医的临床实践，是医家必读的经典著作。

《伤寒杂病论》虽然不是养生专著，甚至没有一篇专门谈养生，却蕴含着丰富的养生智慧，对日常养生保健、维护我们的健康，有十分重要的意义。

第一，《伤寒杂病论》重视寒气的防范。从病因的角度分析，《伤寒杂病论》说的就是人们在感受寒邪之后所发生的各种病症，讨论的就是"寒伤"的问题。生活中我们见到的许多疾病，都是由寒气引起的。换句话说，寒气是许多病的根源。《伤寒杂病论》特别提出："其伤于四时之气，皆能为病。以伤寒为毒者，以其最成杀厉之气也。""寒"是一种"杀厉之气"，能够迅速侵入人体，导致气血凝滞，经络不通，从而引发各种疾病。因此，注意保暖，尤其是保护好头部、脚部等关键部位，预防寒气的侵袭，是养生保健、预防疾病的基本措施。

第二，《伤寒杂病论》重视"扶阳气，存津液"。这样就把中医扶正的理念落到了实处。它强调在治疗疾病时，要重视保护和恢复人体的阳气和津液，以维持人体的生命活动，防止疾病的加重。阳气是人体的生命之气，具有温煦、推动、防御、固摄和气化的功能。阳气不足或阳气运行失常，就会导致各种病症，甚至影响人的寿命。"阳气者，若天与日，失其所，则折寿而不彰。"扶阳气是治疗疾病的重要手段，在《伤寒杂病论》中，张仲景提出了许多扶阳气的具体方法，如用桂枝甘草汤等方剂来温阳散寒，以恢复人体的阳气。津液是人体内正常体液的统称，包括血液、汗液、唾液等。津液在人体内起着滋润、濡养的作用，是人体正常生理功能的重要组成部分。当人体津液不足时，就会出现各种干燥症状，如口干、皮肤干燥等，甚至危及生命。因此，存津液也是防病治病的重要手段。在《伤寒杂病论》中，张仲景也提出了许多存津液的方法，遣方用药时注意固护和补充人体的津液。"扶阳气，存津液"也是养生防病的基本原则。

第三，重视保养胃气。胃气也是维持人体健康的关键。胃气就是脾胃的运化功能，它关系到人体的消化吸收、营养物质的转化和输布，以及气血的生成等。胃气充足，人体的新陈代谢就旺盛，生命力就强，就能够抵抗各种疾病的侵袭，所以说，"有胃气则生"。《伤寒杂病论》处处体现了张仲景重视保养胃气的理念。比如在用药时，主张使用温和的药物，强调中病即止，善于根据患者的脾胃状况调整用药剂量；他还善于运用甘草、大枣、生姜、小麦、饴糖等具有保护胃气作用的药物，来调和药性，减轻药物对胃的刺激；强调服药之后的各种禁忌，以避免药物对脾胃的损伤。总之，《伤寒杂病论》非常重视保养胃气，认为胃气是人体生命活动的根本。在治疗疾病的过程中，必须时刻注意保护胃气，避免损伤。这一思想对中医临床实践具有重要的指导意义，也是中医养生智慧的重要组成部分。

●蕴含在《神农本草经》中的养生真经

提起中医药的本草学专著，许多人想到的是《本草纲目》。《本草纲目》是一部伟大的著作，它不仅总结了我国16世纪以前的药学成就，而且还在多个领域有突出的贡献，被英国生物学家达尔文誉为"中国古代的百科全书"。但从成书时间上来说，《神农本草经》要比《本草纲目》早得多，是中国药学史上的第一部本草专著。

《神农本草经》奠定的独特的中药理论，至今仍然有效地指导着中医临床。它详细记载了当时所知的药物知识，包括药物的性味、功效、主治、产地等，书中所列药物的大多功效，至今仍有临床应用价值。其影响力远达海外，被誉为"东方药物学之鼻祖"，其中也蕴含着丰富的养生真经。

首先，《神农本草经》把中药分为上、中、下三品："上药一百二十种为君，主养命，以应天。无毒，多服、久服不伤人。欲轻身益气、不老延年者，本上经。中药一百二十种为臣，主养性，以应人。无毒有毒，斟酌其宜。欲遏病、补虚羸者，本中经。下药一百二十五种为佐使，主治病，以应地。多毒，不可久服。欲除寒热邪气、破积聚、愈疾者，本下经。"这样的分类，能够指导我们根据药物的功能效用、偏性大小、有毒无毒等，结合自身治病、保健、延年益寿等具体目的，选择合适的药物。

上品中药，包括人参、甘草、大枣、枸杞、阿胶等120种。这些药物无毒或毒性极小，可以长期使用，具有补养强壮、延年益寿的作用。它们主要用于增强人体的正气，提高身体的免疫力，预防疾病的发生。

中品中药，包括麻黄、当归、苦参等120种。这些药物具有补虚、活血、止痛等功效，可以调节人体的气血运行，缓解身体的不适症状。它们主要用于治疗各种慢性疾病，如咳嗽、胸闷、乏力等。

下品中药，包括大戟、巴豆、附子、甘遂、羊踯躅等125种。这些药物具有强烈的药效和毒性，需要在医生的指导下使用，不可以长期服用。它们主要用于治疗一些急症和重症，如急性胃肠炎、急性肺炎等。

通过这样的分类，我们可以更好地了解各种药物的功效和作用，从而根据自身的需要选择合适的药物进行调理和治疗。同时，这样的分类也有助于我们合理使用药物，避免药物的滥用和误用，从而达到养生的效果。

其次，在《神农本草经》中，有一些中药被认为既可以作为药物使用，又可以作为食物食用，这些中药被称为药食两用中药，是配制药膳、改善体质、养生保健的主力军。以下是《神农本草经》中记载的药食两用中药。

大枣——《神农本草经》记载："大枣，味甘，平。主心腹邪气，安中养脾，助十二经，平胃气，通九窍，补少气、少津液，身中不足，大惊，四肢重。和百药。久服轻身长年。"常用于调治中气不足、脾胃虚弱、血虚萎黄等病症。久服轻身长年，尤应重视。大枣是常见食材，煮粥、炖汤、制作糕点均可。

枸杞——《神农本草经》记载："枸杞，味苦，寒。主五内邪气，热中消渴，周痹。久服坚筋骨，轻身不老。"需要注意的是，这里所说的枸杞，是指枸杞的根皮。我们今天所说的枸杞，通常指枸杞子，具有滋补肝肾、益精明目、润肺止咳等功效，常用于治疗肝肾阴虚、目昏不明、腰膝酸软、消渴等症状。枸杞子也是常见食材，用于煮粥、炖汤、泡茶等。

葡萄——《神农本草经》记载："葡萄，味甘，平。主筋骨湿痹，益气，倍力，强志，令人肥健，耐饥，忍风寒。久食轻身、不老、延年。可作酒。"可见葡萄的养生保健功效，我国早有论述。

覆盆子——《神农本草经》记载："蓬蘽，味酸，平。主安五脏，益精气，长阴令坚，强志倍力，有子。久服轻身不老。一名覆盆。"作为一种野果，覆盆子的补肾养生效果不容忽视，值得进一步开发。

芡实——俗称鸡头米，味甘，平。《神农本草经》总结其功效是"主湿痹，腰脊膝痛，补中，除暴疾，益精气，强志，令耳目聪明。久服轻身不饥，耐老神仙"。不仅可用于治疗风湿病腰腿痛，还可以改善听力、视力、轻身减肥，延年益寿。

石蜜——味甘，平。《神农本草经》指出，石蜜"主心腹邪气，诸惊痫痉，安五脏，诸不足，益气补中，止痛解毒，除众病，和百药。久服强志轻身，不饥不老"。与石蜜的功效类似，蜂蜜也具有补中润燥、止痛解毒等功效，常用于治疗脾胃虚弱、脘腹疼痛、肺燥咳嗽等症状。蜂蜜也是常用食材，可用于制作糕点、糖果、饮料等。

菊花——《神农本草经》记载："菊花，味苦，平。主风，头眩，肿痛，目欲脱，泪出，皮肤死肌，恶风湿痹。久服利血气，轻身，耐老延年。"临床常用于治疗风热感冒、头痛眩晕、目赤肿痛等症。菊花也是常见食材，可用于泡茶、煮粥，也可以做成美味菜肴，如九月肉片。

《神农本草经》中，这样的药食两用中药还有很多，特别是标明有"久服轻身长年""久服轻身耐老""久服坚筋骨"等功效的，都值得研究，可有选择地应用于养生保健。

04 生病了，千万不要踩这些求医的"坑"

一般情况下，人体的自我调节和适应能力是非常强大的。在自然条件下，即使出现不适，有了疾病，人体也能够耐受一定的时间，并能逐渐做出适当的调整，来减轻或消除疾病的影响，加快身体的康复。

●坑一：病急乱投医

临床上经常遇到一些老年患者，多病缠身，病情复杂。分析他们的病史，可以看出，他们的有些病是属于不当的治疗引起的。

病急乱投医，其实是一种极不科学的做法。

一般情况下，人体的自我调节和适应能力是非常强大的。在自然条件下，即使出现不适，有了疾病，人体也能够耐受一定的时间，并能逐渐做出适当的调整，来减轻或消除疾病的影响，加快身体的康复。这时候，我们需要做的，或许只是静养，是认真地倾听身体的声音，而不是急急忙忙地人为干预，特别是在疾病发出的信息不甚明确、不能判断是什么病的时候，更不能胡乱投医。错误地干预，往往诱发新的疾病，或者掩盖病情，导致误诊，甚至致命。

有时候，过于积极的治疗干预会适得其反。方向错误的治疗会产生破坏力，即使方向正确，但治疗过度也会矫枉过正，好心办坏事。比如小儿缺钙，有的家长会给孩子服用鱼肝油，这本是正确的，但鱼肝油服用过多，可能导致骨骺过早闭合，孩子就永远无法长高了。其实，通过晒晒太阳、合理饮食，经过一定时间的调养，是有可能补充所需钙质的。

在疾病没有得到明确诊断，也没有找到正确治疗方向的时候，不过分积极治疗就是最好的选择，否则可能离目标越来越远。中医上有句话叫"有病不治，常得中医"，讲的就是这个道理。

●坑二：当心新药

您可能看到过招聘新药试验者的广告，也可能在门诊或住院治疗过程中，被医务人员建议试用正在研制中的新药，这就是所谓的新药人体试验。

提起人体试验，一般人都容易误解，认为所有的人体试验都是不道德的，实际上并非如此。一种新药在研制过程中，首先要经过动物实验，研究药物是否有效，是否有毒副作用。在证明其安全有效之后，再小规模地在受试者身上做试验，以决定其能否进入正式临床试验，直至进入市场。由于医学是一门实证性科学，研究的成果最终是要应用于人的，因此在大规模地应用于临床之前，必须经过严格的人体试验。可以说，没有人体试验，就没有医学的进步，人类永远无法寻找到新的治病方法。

既然是试验，就必然有风险。有些药物虽然经动物实验证明是有效的、安全的，但由于动物和人体存在着解剖、生理和病理的诸多差别，因此也有可能使受试者的健康受到伤害。这绝不是危言耸听。我们从新闻报道中也知道，不少厂家为了追逐利益，新药还没有完全试验成功，就急急忙忙地将其推向市场。一些不良医生，利欲熏心，为了得到厂家付出的不菲的报酬，就向患者朋友推荐所谓的"新药"。结果，大家就成为他们的试验品，甚至是牺牲品。

作为患者，我们有权利保护自己的身心健康不受损害，要警惕成为不良医生的新药试验品。

第一，用药要用有国药准字编号的药。用药前要多个心眼儿，仔细看清楚药品包装上有没有国药准字的编号。没有国药准字编号的药，有的是在试验阶段，有的可能是假药、劣药，必须搞清楚，不能轻信广告。

第二，即使是有国药准字编号的药，用药前也要看清楚说明书，看看您的病症是否超出了药物的治疗范围。如果超出治疗范围，要向医生询问清楚，是开错了，还是试验用药。

第三，正规的人体试验有知情同意书。如果有医生邀请您参加试验，您完全可以根据自己的情况，决定是否参加。这是自愿的事情，医生不能强迫，更不能在您不知情的情况下悄悄进行。一旦发现，您有权通过法律手段保护自己的权益。

第四，即使您同意参加试验，也要问清医生。比如试验药物的可能毒副作用有哪些，服用时有什么生活禁忌，遇到不适等特殊情况如何处理，有没有相关的补偿措施等。

●坑三：迷信"特效药"

70多岁的金老师，有20余年的哮喘病史，发病时胸闷气喘，咳嗽咳痰，活动费力。医生给他推荐的方案是用异丙托溴铵气雾剂，发作时喷一喷，可以缓解症状。有一次，有人给金老师推荐，说一家医院新近研究出了一种专门治疗哮喘的"特效药"，一个月为一个疗程，三个疗程就能治好。药是纯中药，为胶囊剂，不算太贵，总共需要四千多元钱。金老师心动了：几十年的病如果能治好，花点儿钱也值了。于是，他便邮购了三个疗程的药。

说也奇怪，这种药服用三天后，金老师就感到哮喘明显减轻，发作次数也减少了，心里别提有多高兴，甚至逢人便说这种药的奇特效果。好景不长，半个月后，金老师感到胃中不适，经常有烧灼感，心情烦躁，夜晚难以入睡，并且"特效药"似乎也逐渐失效了。去医院一检查，发现是药物引起的急性胃炎。这个时候，金老师才明白，可能是这种"特效药"惹的祸，就决定停服这种药。但是一停药，哮喘就发作，比服药之前严重多了。从此，金老师又多了两种病：胃炎和失眠。

类似的例子，还有很多。

得了病的人，总希望能用上"特效药"，取得立竿见影的效果，早日祛除病痛。因此，他们往往轻信那些所谓的"特效药"广告，即使价格很贵也在所不惜。

造成这种现象的原因主要是患者对常规药物的治疗效果不满意，认为常规药物的不良反应多，故而迷信所谓的"特效药"。

笔者经常告诫患者，那些所谓的"特效药"，往往是没有经过大量临床验证的新药，甚至有可能是假药，是许多后遗症的元凶，千万不要轻信。包括某些国外进口的药，是否适合中国人的体质，有没有经过严格的长期观察，有没有利益驱使下的欺骗，都需要打个问号。

● 坑四：过于依赖医院、医生

"三分治，七分养"似乎是人尽皆知的道理，但真正在治病实践中遵守这句格言的人，却是少之又少。血脂高了，吃降血脂的药；血压高了，吃降血压的药；血糖高了，吃降血糖的药；得了冠心病，吃治疗冠心病的药……只要有病，要么打针、吃药，要么理疗、手术，治病好像成了医生、护士的事情，与患者自己关系不大。

实际上，许多疾病单靠医院所提供的方法是不能根治的。对医院、医生的过分依赖，正是许多疾病久治不愈的根源。如轻度的高脂血症和脂肪肝，只要改善饮食结构、增加活动量，就可以得到根治。有人过分依赖降脂药，而不从生活习惯上找原因，依然是肥肉不离口，烹饪大量用油，整日不活动，这样，吃药是不起作用的。有人用药半年或一年，发现血脂仍然只高不降，反而怪医生开的药不灵。再如消化性溃疡，抑制胃酸、杀灭幽门螺杆菌，其实都是应急之策，而解决问题的根本方案，还是要从调理饮食和调整情绪入手。

许多疾病的发生都和我们不良的生活方式有关，而改掉不良的生活习惯，借助经络调控、饮食调理、情绪调整等自然疗法，帮助机体自我修复，是许多疑难病的根治之法。要明白，健康永远都要靠自己。健康出了问题，自己要积极主动地进行调养，而不是完全交给医院、医生，自己反而袖手旁观。

05 人体有不可思议的自愈能力

疾病的痊愈、健康的恢复，要靠自己。在许多情况下，医学能做的，或许只是给人体创造自愈的条件，给它以休整的时间，而不是越俎代庖，过度干预——那实际上是在帮倒忙。生病时，或许只需要您静下心来，躺下来听听音乐，睡几个大觉，把饮食调配合理，把气血养足，把经络打通，其他的，交给身体自己去处理。

可能大家都有这样的经历，不小心擦伤了，烫伤了，只要不是特别严重，一般都能自愈，自愈后的皮肤完好无损。笔者女儿小时候，有一次不小心从楼上跌下来，骨折了，当时我们居然都不知道，不过好在是无移位骨折，靠自己长好了。

其实，人体能自我修复各种创伤。拿机械性损伤为例，如果您被锐器划破了手，身体会马上启动一系列的修复活动：血小板会迅速释放促进血液凝固的物质，帮助止血；其他细胞分泌引起炎症的物质，使局部温度升高，限制入侵细菌的生长；大脑发出信号使受伤部位疼痛，不再活动，从而避免妨碍愈合过程的外力；免疫系统迅速调动抗感染"斗士"到达创伤部位，攻击感染的细菌，或者把它们带到淋巴结，进一步消灭它们；成纤维细胞则把组织连接起来，使伤口在愈合过程中慢慢收缩；最后，神经和血管重新长入受伤的组织。人体修复创伤时，不仅仅是处理创伤处的局部问题，还会顾及全身的激素、情绪、行为等，其修复过程所显示的复杂性和协调程度，再高明的医生都自叹弗如。

人体能修复而自愈的，绝不仅仅是外伤，内脏器官的损伤也有一定的自愈能力。

有专家发出这样的感慨：我们的身体远比大脑聪明。人在不舒服时、生病时，我们的身体最能知道该干什么。只要给它充裕的时间、适当的条件，它就会自动启动修复系统，从里到外进行清扫和修理，最终达到自愈的目的。按中医的说法，气血调和了，阴阳平衡了，疾病也就痊愈了。

有研究表明，人体自身有能力治愈60%~70%的不适和疾病。当人们不适或生病时，身体可以从自身的"药铺"中找到30~40种"药"来治疗。

疾病的痊愈、健康的恢复，要靠自己。在许多情况下，医学能做的，或许只是给人体创造自愈的条件，给它以休整的时间，而不是越俎代庖，过度干预——那实际上是在帮倒忙。生病时，或许只需要您静下心来，躺下来听听音乐，睡几个大觉，把饮食调配合理，把气血养足，把经络打通，其他的，交给身体自己去处理。

06 经络是隐藏在我们
身体里的良药

经络对于健康的判断和疾病的诊治，有着重
要的意义。可以说，经络是我们健康的晴雨表，
是一个与我们随时相伴的医生，更是我们随身携
带的"特效药"。生病时，对经络敲、打、点、
按，可以缓解病痛。无病时，按揉经络，使其保
持畅通，便能够强身健体，让身体一直处于健康
状态。

笔者对经络的认识，是在学医之前。

小时候，经常看到村子里面的妇女因为吵架、生闷气、过
度悲伤而晕厥。每每这时，就见年龄大的人迅速用力掐其上嘴唇
正中与鼻子中间的浅沟，人便很快醒过来了。学医后才知道，那
地方有个穴位叫人中，位于鼻唇沟的上 1/3 与下 2/3 交界处，属
于督脉，是任脉和督脉交汇的地方，可用于急救，治疗昏迷、晕
厥、中暑、癫狂、抽搐、急慢性惊风等。这个穴位为什么叫人中？
中医讲天人相应，人处于天地之间，和天地有密不可分的联系。
头面五官之中，鼻子应天——通过鼻，我们吸进了天之气；口应
地——通过口，我们吃进了地之味。天地之间，就是人。人中因
其位于头面天、地、人三部中的人部而得名。人昏迷、晕厥，就

是由于天地之气不顺接而引起，通过点、掐人中，打通天地之气运行的道路，患者也就苏醒了。

大学将毕业时，笔者认识了妻子。碰巧，她的外公就是民间的一位针灸医生，有一次，村里有人胃病发作，疼痛难忍，口水直流，在家人的搀扶下找到了他。外公一针下去，患者的口水即止，疼痛也迅速缓解。虽然笔者是学中医的，但若不是亲眼所见，真难以相信针灸竟有这等神效。

读博士时，曾几次在火车上遇到腹痛患者，在简单检查排除急腹症之后，笔者便以指代针，点、按患者的足三里穴，都在五分钟之内缓解了患者的疼痛。足三里穴是人体重要的保健穴位，点、按足三里穴，可以治疗一些有关腹部的疾病。明代朱权《乾坤生意》中的"肚腹三里留"，说的就是这个意思。

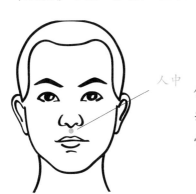

人中穴，又名水沟穴，属于督脉，是任脉和督脉交汇的地方，可用于急救，治疗昏迷、晕厥、中暑、癫狂、抽搐、急慢性惊风等。

足三里穴是人体重要的穴位之一，点、按足三里穴，有调节机体免疫力、增强抗病能力、调理脾胃、补中益气等作用，可以治疗一些有关腹部的疾病。民间有"常按足三里，胜吃老母鸡"的说法。

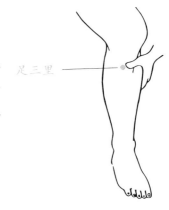

穴位为什么具有如此神奇的治病效果呢?

人体的五脏六腑、四肢百骸、五官九窍、皮肉筋骨等组织器官，依靠经络系统的联络沟通而保持相对协调与统一的状态，完成正常的生理活动。体表感受的病邪和各种刺激，可传导给脏腑。哪个脏器的生理功能失调，就会在相应的经络穴位上反映出来。经络还是人体气血运行的通道，能将营养物质输布到全身各组织脏器，使脏腑组织得以营养，筋骨得以濡润，关节得以通利。当体内脏器受损或功能失常时，通过刺激相应的经络穴位，就能起到调节作用，使脏器功能恢复。也正因为如此，《黄帝内经》说："经脉者，所以能决死生，处百病，调虚实，不可不通。"

说到经络，就不得不提人体的十二经脉和任脉、督脉（合称十四经），它们蕴藏着作用巨大的天然"药库"。刺激这些经络上的相关要穴，就能为我们的健康保驾护航。

手太阴肺经：刺激本经，可以治疗咽喉、肺、支气管、胸部的疾病。

手阳明大肠经：刺激本经，可以治疗头、耳、鼻、口齿、眼、咽喉的疾病与急性热病。

足阳明胃经：刺激本经，可以治疗肠胃病、血证、神志病、面部疾病、皮肤病。

足太阴脾经：刺激本经，可以治疗脾胃病、血证以及心、肺、肝、肾的疾病。

手少阴心经：刺激本经，可以治疗神志病、血证、皮肤病、肢体疼痛。

手太阳小肠经：刺激本经，可以治疗眼、耳、喉、头、颈等部位的疾病及神经系统疾病。

足太阳膀胱经：刺激本经，可以治疗脏腑病、头面病、筋病、膀胱病。

足少阴肾经：刺激本经，可以治疗泌尿系统、内分泌系统、神经系统的疾病，以及咽喉、胸、腰部的疾病。

手厥阴心包经：刺激本经，可以治疗心、胸、胃等部位的疾病和神经系统疾病。

手少阳三焦经：刺激本经，可以治疗耳、眼、头、咽喉等部位的疾病及热病。

足少阳胆经：刺激本经，可以治疗侧头、眼、耳、鼻、喉、胸胁等部位的疾病，以及肝胆疾病、热病。

足厥阴肝经：刺激本经，可以治疗肝胆疾病，泌尿系统疾病及头、目部位的疾病。

督脉：刺激本经，可以治疗急症、热证和神经系统、消化系统、泌尿生殖系统、运动系统的疾病。

任脉：刺激本经，可以治疗呼吸系统、消化系统、泌尿系统、循环系统的疾病。

经络对于健康的判断和疾病的诊断以及疾病的治疗，有着重要的意义。可以说，经络是我们健康的晴雨表，是一个与我们随时相伴的医生，更是我们随身携带的"特效药"。生病时，对经络敲、打、点、按，可以缓解病痛。无病时，按揉经络，使其保持畅通，便能够强身健体，让身体一直处于健康状态。

下面的三幅图，展示了人体十二经脉和任脉、督脉在人体的循行路线。其中任脉和督脉位于人体中线上，一前一后；十二经脉则是左右对称地分布于人体两侧。

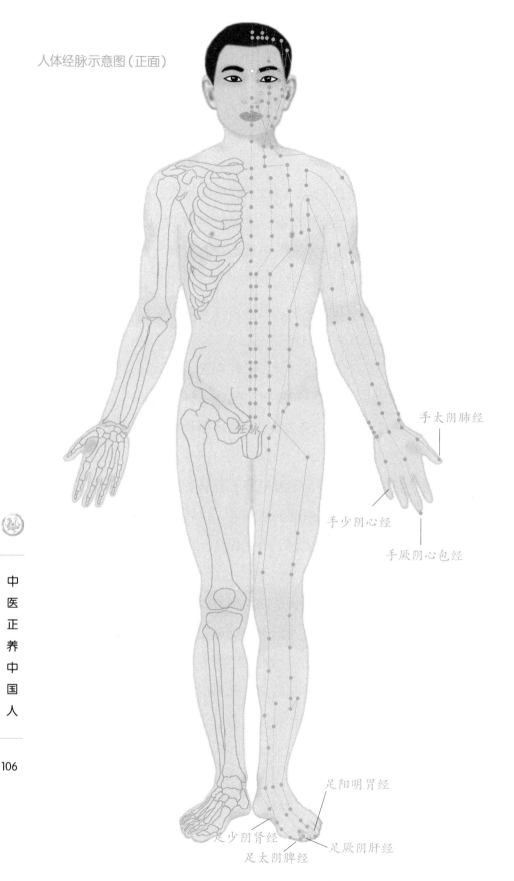

人体经脉示意图（正面）

手太阴肺经

手少阴心经

手厥阴心包经

任脉

足阳明胃经

足少阴肾经

足厥阴肝经

足太阴脾经

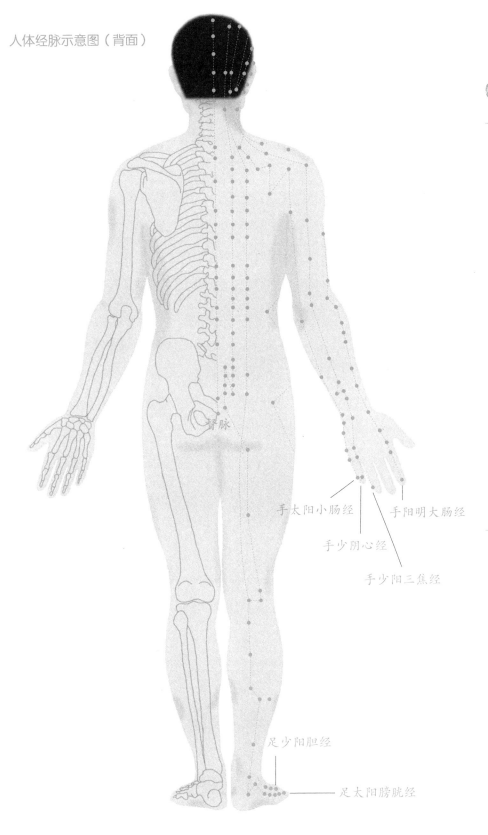

人体经脉示意图（背面）

督脉

手太阳小肠经

手少阴心经

手阳明大肠经

手少阳三焦经

足少阳胆经

足太阳膀胱经

人体经脉示意图（侧面）

手厥阴心包经

手太阴肺经

手少阴心经

手少阳三焦经

手阳明大肠经

足厥阴肝经

足太阴脾经

足少阴肾经

足阳明胃经

足少阳胆经

足太阳膀胱经

中医正养中国人

07 改善饮食，可以逐渐修复受损的身体

> 大病重病、手术失血之后，合理的饮食调补，能逐渐修复受损的身体。调补的关键，就是要分清气虚、血虚、阴虚、阳虚的不同。

岳母告诉笔者，岳父30多岁时曾有过严重的胃溃疡，西医建议他手术治疗，切除大部分的胃以防癌变。岳父没有同意，转而求助于中医治疗。当时找的是当地一位姓李的名医，诊脉后开了汤药，同时，还给了一个"秘方"：250克左右的小公鸡，炖烂后，吃肉喝汤。岳母按要求精心护理，每天炖一只小公鸡给他吃，坚持了一个月左右，岳父胃痛、怕冷、疲乏的症状全部消失。一直到岳父70岁去世，胃病再也没有复发过。

现在分析起来，岳父当年的胃病属于虚寒证，因而通过公鸡的温补，胃黏膜能逐渐修复。

笔者在师从国家级名老中医杜雨茂教授读研究生期间，发现当地人习惯给产妇吃小米红枣粥。其实，这是一种简单有效的调补方法。俗话说，"产前一团火，产后一块冰"，分娩后，产妇体内雌激素、孕激素等激素水平大大下降，气血严重不足，使产妇的体质从内热变成了虚寒。小米和红枣均能温补气血，对调理产后的虚弱体质非常适宜。

大病重病、手术失血之后，合理的饮食调补，能逐渐修复受损的身体。调补的关键，就是要分清气虚、血虚、阴虚、阳虚的不同。

气虚的人：身体困倦，少气乏力，面色苍白，说话声音低怯，感到气不够用，白天动不动就出汗，不耐体力劳动。有的人还会心慌，饮食减少，咳喘无力。诊脉时，医生会说脉弱，没有力气。这样的人需要补气养气，重点是调补脾、肺和肾。可选用粳米、糯米、小米、大麦、山药、马铃薯、大枣、香菇、豆腐、鸡肉、鹅肉、兔肉、鹌鹑、牛肉、青鱼、鲢鱼等，这些食物都有补气功效。气虚明显的，可用人参莲子汤补养，人参或西洋参10克，莲子10克，炖煮，莲子熟烂后服用，一日一次。

血虚的人：面色苍白或者萎黄，口唇、指甲颜色淡白，经常感到头晕眼花，心慌失眠，有时手脚发麻，不耐脑力劳动，一让写计划、报表、标书、总结等，需要动脑筋时，就觉得力不从心。舌头颜色淡白，缺少血色。诊脉时，医生会说脉细，像线一样。这样的人，应当补血养血，可常食桑葚、荔枝、松子、黑木耳、菠菜、胡萝卜、猪肉、羊肉、牛肝、羊肝、鳖肉、海参等食物，因为这些食物均有补血养血的作用。如果检查确有贫血的，还可以遵医嘱服四物合剂、归脾丸、阿胶补血颗粒等中成药。

阴虚的人：一般形体消瘦，脸色容易发红，常感口干舌燥，容易心烦，手足心发热，睡着后出汗（称盗汗），大便干，小便黄，舌红而苔少。诊脉时，医生会说脉细又快。有的伴有干咳、痰少、口干、胸痛，有的伴有心慌、健忘、失眠、多梦，有的则腰酸背痛、眩晕耳鸣，男子遗精、女子月经量少，有的则两胁疼痛、视物昏花。这样的人，应当补阴清热，滋养肝肾。饮食应清淡，以保阴潜阳为主，禁食肥腻、燥烈、味重的食物。可以选食黑芝麻、黑木耳、黑大豆、桑葚、百合、蜂蜜、牛奶、鳖肉、龟肉、梨、荸荠、西瓜、西红柿、各种鱼类等，少吃葱、姜、蒜、韭菜、小蒜、辣椒等辛辣之品。阴虚明显的，可遵医嘱服用六味地黄丸或知柏地黄丸调理。

阳虚的人：形体偏胖，平时怕冷喜暖，手脚冰凉，四肢乏力，身体困倦，容易拉肚子，不喜欢喝水，或者喜欢喝热水。患病时，可见怕冷而喜欢蜷卧，腹中绵绵作痛，喜温喜按，身面浮肿，小便不利，腰脊冷痛，阳痿滑精，痛经不孕。这样的人，应当温阳祛寒，温补脾肾。应吃一些有温经壮阳作用的食品，如羊肉、鹿肉、鸡肉、蝉蛹、韭菜、核桃仁、栗子、桃、桂圆、红枣等。阳虚明显者，当遵医嘱配合中成药金匮肾气丸、附子理中丸等进行调理。

经过一段时间合理的饮食调补，就可以恢复至气血调和、阴阳平衡的状态。一旦气血调和，阴阳平衡，健康的身体离您也就不远了。

老中医建议

这里再向大家介绍一些具有滋养作用的食物。

莲子、山药、荸荠、芥菜、蜂蜜，能够改善听力；

山药、枸杞、猪肝、羊肝、野鸭、青鱼、鲍鱼、螺蛳、蚌等，能够改善视力。

白芝麻、韭菜子、核桃仁，能促进生发；鲍鱼能使头发润泽；黑芝麻、核桃仁、大麦、黑大豆、桑葚则能乌发。

枸杞、樱桃、荔枝、黑芝麻、山药、松子、牛奶等，有美容养颜的功效；花椒、莴笋等，可以健齿；菱角、大枣、龙眼、榧子、荷叶、燕麦等，具有轻身的作用；栗子、酸枣、黄鳝等，可强健筋骨；荞麦、松子、菱角、香菇、葡萄等，使人耐饥；小麦、粳米、酸枣、葡萄、藕、山药、黑芝麻、牛肉等，能使人变得丰满，肌肉结实；葱、姜、蒜、韭菜、芫荽、胡椒、辣椒、胡萝卜、白萝卜等，能增强食欲，使人多食；荞麦、大麦、桑葚、榛子等，能增加力气。

粳米、荞麦、核桃仁、葡萄、菠萝、荔枝、龙眼、大枣、百合、山药、茶、黑芝麻、黑木耳、乌贼等，能提升智力；百合、山药可提高人的忍耐力。

酸枣、莲子、百合、梅子、荔枝、龙眼、山药、鹌鹑、牡蛎、黄花鱼等，有安神功效，可用于助眠；茶、荞麦、核桃仁等，能够提神。

核桃仁、栗子、菠萝、樱桃、韭菜、花椒、羊肉、鹿肉、燕窝、海虾、海参、鳗鱼、蚕蛹等，具有壮阳功效；柠檬、葡萄、黑母鸡、鸡蛋、鹿骨、鲤鱼、鲈鱼、海参等，可以助孕。

08 藏在我们身边的
自医妙方

其实，自己的健康不能只依靠医院，依赖医生，而更要靠自己。只要留意，您就会发现，许多疾病，您都可以从身边找到简便有效的方法，甚至可以毫不夸张地说，遍地都是治病良方，只是细心者将其视为珍宝，粗心者视而不见罢了。

笔者的奶奶没有学过医，也没有文化，却有许多治病的妙招。妹妹患小肠火（相当于泌尿系统感染），奶奶用一把青麦秸加一点儿竹叶熬熬，妹妹喝了几次就好了；弟弟患痢疾，奶奶找来一些马齿苋，洗净后一半捣汁，一半煎煮，然后合在一起给弟弟冲服，弟弟也很快恢复了健康；麻疹发不出，奶奶用一些红谷子煮水，一剂即可透发；笔者睡不着觉时，奶奶把几个苹果或者橘子放在笔者的枕边，在香味的诱导下，笔者就可进入梦乡；收麦时，姐姐在麦田突然流鼻血，奶奶抓一把大蓟，揉碎塞进鼻孔，血就立马止住了。

也许正是受奶奶的影响，笔者后来才选择了学医。懂得一些医道后，笔者开始了自己的"悬壶济世"生涯——曾在火车上，以指代针，通过点、按足三里穴，迅速止住了旅客的腹痛；门诊上，通过点压血海穴，迅速缓解了女士的痛经；用生姜红糖汤治疗风寒感冒，屡见奇效；推荐花生大枣炖猪脚，解决了一位小学老师产后无乳的难题；用炒白扁豆研碎煮水治疗小儿腹泻，几剂即愈……如此等等，不一而足。

因为在带研究生之余，还要从事中医临床工作，所以笔者接触过很多患者，他们都被一些病痛折磨着，不得不到医院寻医问药。其实，自己的健康不能只依靠医院，依赖医生，而更要靠自己。只要留意，您就会发现，许多疾病，您都可以从身边找到简便有效的方法，甚至可以毫不夸张地说，遍地都是治病良方，只是细心者将其视为珍宝，粗心者视而不见罢了。

求医解惑录

"我爱中医" 问：

虽然我深信人体的很多疾病都可以通过经络来疗养，但我不知道如何才能找准穴位，该怎么办？

王长松答：

很简单。首先，要对着《国家标准经络穴位挂图》反复练习，过一段时间就基本上可以把人体的要穴记住了。这是最笨的办法，却是最管用的办法。其次，要注意按揉穴位时的感觉。一般来说，按摩穴位时，有酸、麻、胀痛等感觉。气血虚弱或年老体衰的人，可能一时感觉不到这些。不过，不要急，只要把气血补上去，人体的反应就灵敏了。

大致就是这些，您现在就可以亲身体验一下找准穴位的快乐。

"健康是福"问：

请别见笑，我是大家所说的"菜鸟"，还不知道如何按摩呢。麻烦您告诉我一下常用的按摩手法，好吗？

王长松答：

高手也是由"菜鸟"炼成的，只要从现在开始了解、学习，一切都不算晚。

最常见、最简单的按摩方法，我想莫过于压和揉了。

压，一般是用指、掌在施术部位进行深压。不过，切忌用力过猛，以免发生意外。指压法多用于范围较小的部位，掌压法常用于面积较大的部位。

揉，就是以单指、多指或手掌在施术部位紧贴皮肤，由轻而重，慢慢地做旋转或弧形揉动。一般每分钟揉 40~60 次。单指多用于范围较小的部位，多指常用于关节周围，手掌多用于胸部、腹部、背部等范围较大的部位。

如果用手指、手掌等按摩，感觉比较累，也可以用笔帽、梳子、乒乓球等代替，同样可以疏通经络，调节气血水平和脏腑功能，增强抗病能力，恢复健康。

第 四 章

如果身体病了，我们该怎么办？

　　每个人都会生病，但疾病究竟是怎么得来的？为什么有些人能够迅速康复，有些人却久治不愈？为什么有些人病当时好了，没过几年就复发，甚至一命呜呼了呢？除去本身的体质、治疗方案的合适与否等因素外，根本的原因就是没有找到疾病的根源所在。俗话说："治病治根。"只有找到了生病的源头，切断疾病的"活水"，才能把疾病从我们的身体里驱逐出去，拥有健康一生的通行证。

　　如果身体得病了，我们到底该怎么办呢？是六神无主，病急乱投医？还是讳疾忌医，自欺欺人？这两者都不可取，正确的做法是：与其将自己完完全全交给医生，倒不如自己掌握一些中医养生、治病的方法，在医生的指导下，将疾病送上归途。

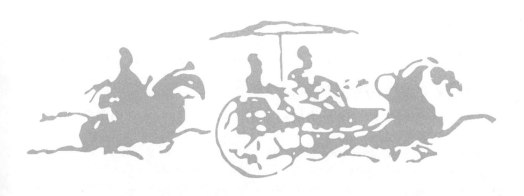

01 感冒可以这样治

感冒虽是一种小病，但发病率极高。引发感冒的病毒有鼻病毒、呼吸道合胞病毒、副流感病毒等。其实，感冒并不是反复无常的"小人"，只要掌握了正确的方法，治疗感冒并非难事。

感冒虽是一种小病，但发病率极高。引发感冒的病毒有鼻病毒、呼吸道合胞病毒、副流感病毒等。其实，感冒并不是反复无常的"小人"，只要掌握了正确的方法，治疗感冒并非难事。

● 治感冒的名方

治疗感冒的方法很多，除了常用的中成药、西药和中西医结合药物之外，还有许多单方、验方可以选用，其中较为简便的是生姜红糖汤。

取生姜30克（10片左右），加水适量，煮沸后改用小火煎熬10分钟，再加入红糖30克，煎5分钟，取汁趁温热服用。之后盖上被子，促使发汗，并注意避免再次受凉。本方每天服用2~3次，一两天即可痊愈。

方中的生姜，既是厨房的常用调料，又是一味常用中药，性质辛温，具有发散表寒、祛风燥湿、健胃止呕的作用，特别适用于风寒感冒。现代人贪凉怕热，感冒属风寒者占大多数。风寒感冒的人怕冷怕风明显，头痛身痛明显，鼻塞而流清涕，咳嗽，痰稀而白，一般口不渴，不想喝水。生姜红糖汤安全、制作简便，适用于大多数风寒感冒患者。

应用时，还可以将其稍作加减：老年人、小孩子体质虚弱，容易出汗者，可以加一点儿食盐，以防止发散过度；鼻塞不通明显者，加两三根葱白，可以通鼻窍；汗出不畅者，则可以加一点儿芫荽，促使汗出。

● 巧治夏日感冒

如果能明确判断感冒属于风热，比如发热、怕热明显，咽喉疼痛，口干口渴，咳嗽痰黄等，则可选用白萝卜一根，切碎，加冰糖适量煎汤服用。

夏天感冒时，往往会伴有头昏头重、食欲不振、舌苔厚腻、嘴巴不清爽等症状，这与暑湿浊气有关。可以用新鲜藿香叶适量、荷叶适量，煎汤服用，或者泡水代茶饮用。另外，用绿豆、赤小豆、白扁豆各 30 克，煮汤饮用，可以清热利湿，预防夏季感冒。

感冒时，很多人有头痛、汗出不来或者出而不畅的症状。最简单的办法，就是点揉风池、风府穴，效果很好。点揉这两个穴位时有酸胀困痛的感觉，可以缓解肌肉紧张，还有促使发汗的作用。

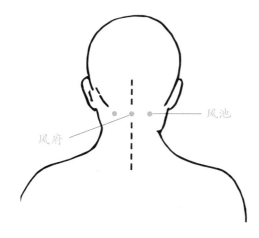

风府

风池

风池穴和风府穴都是胆经上的要穴，二者配用，可以治疗或缓解头痛。

● 食疗治感冒

有一些治疗感冒的食疗方，可以根据自身情况适当选用。

苹果蜂蜜水：苹果 5 个去皮，切成小块，加水 1 000 毫升，煮沸 5 分钟，自然冷却到 40℃，加少许柠檬汁和适量蜂蜜搅拌均匀，代茶饮用。

橘皮冰糖饮：新鲜橘子皮 50 克，加冰糖适量，用开水冲泡，代茶饮用。

葱头饮：洋葱头 1 个，切碎，加鲜牛奶 250 毫升，煮开，自然冷却，加适量蜂蜜调匀，睡前服用 100 毫升。

白菜萝卜汤：白菜心 500 克，切成碎末，白萝卜 120 克，切成薄片，加水 800 毫升，煮至 400 毫升后，加红糖适量，搅匀。每天 2 次，每次服用 200 毫升，连服三四天即可治愈。

葱蒜粥：洗净的葱白 10 根，切碎，与大蒜 3 瓣、大米 50 克一起煮成粥。每天 2 次，每次食用一小碗。

02 让咳嗽客客气气走开

咳嗽是呼吸系统疾病的常见症状，外感内伤都可以引起。《黄帝内经》说："五脏六腑皆令人咳，非独肺也。"中医治疗咳嗽，就要从外感内伤寻找根源，调整五脏六腑，而绝不是简单地见咳止咳。

咳嗽是呼吸系统疾病的常见症状，外感内伤都可以引起。《黄帝内经》说："五脏六腑皆令人咳，非独肺也。"中医治疗咳嗽，就要从外感内伤寻找根源，调整五脏六腑，而绝不是简单地见咳止咳。

治疗咳嗽，用中成药很方便。

用中成药治疗咳嗽，一定要辨清寒热，这是取得良好疗效的关键。对患者而言，掌握一些寒性咳嗽的特征是非常有益的。其一是怕冷，这是寒性咳嗽的重要特征。寒性咳嗽时，身体特别怕冷，手足冰凉，甚至呼出来的气都是凉的。其二，寒性咳嗽时，痰清稀色白，不同于热性咳嗽的黏稠黄痰。其三，舌头颜色浅淡，舌苔白腻而润。这与热性咳嗽的舌红、苔黄而燥也有明显差别。当然，有的咳嗽比较复杂，寒热性质难辨，可请有经验的中医师进行诊治。

如果您的咳嗽久治不愈，经过分析是寒性咳嗽，可以在医生的指导下服用小青龙冲剂，这是一种常用的中成药，温肺化饮效果良好，很适合咳嗽、痰稀白、怕冷明显的虚寒患者。

对于小孩子反复咳嗽、动辄感冒者，也有一妙方可供选用：桑叶 10 克，杏仁 10 克，前胡 10 克，桔梗 5 克，茯苓 15 克，桂枝 10 克，白术 12 克，甘草 6 克。水煎 15 分钟，每次服 100 毫升，每天 2~3 次，一般三四剂就可好转。这是我国中医儿科元老江育仁教授的经验方，笔者有个师兄是他的关门弟子，与其闲聊之中得到的，经临床验证，效果不错。

03 给阴虚体质肺结核患者的 9 种食谱

> 肺结核患者，应根据自身体质，食用能够滋阴清热、滋养肝肾的食物，或者配制药膳，长期调理。具体来讲，肺结核患者要注意饮食清淡，多食辛凉甘润而滋阴之品，远离肥腻厚味和燥烈之品。

从中医角度讲，营养不良所形成的气阴亏虚体质，是结核分枝杆菌得以滋生的基础，而长期不愈的肺结核，又可以影响人的体质状况，导致阴虚体质的形成。"肺结核偏爱阴虚的人"，是一种值得临床关注的现象。

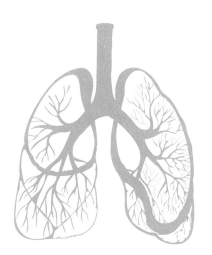

阴虚体质的特点是形体消瘦，容易口渴，容易燥热，容易心烦，手足心热，睡眠少而不实，大便干结，多喜冷饮。得病之后，还会出现面部潮红、低热盗汗、心悸健忘、失眠多梦、腰酸背痛、眩晕耳鸣、男子遗精或女子经少等症状。

在进行系统正规的药物治疗的基础上，调理饮食，改善阴虚体质，增强抵抗力，是防止肺结核复发的关键。肺结核患者，应根据自身体质，食用能够滋阴清热、滋养肝肾的食物，或者配制药膳，长期调理。具体来讲，肺结核患者要注意饮食清淡，多食辛凉甘润而滋阴之品，远离肥腻厚味和燥烈之品。下面介绍9种食谱，对阴虚体质的肺结核患者有益。

滋阴鳖肉汤：鳖肉250克，百部、地骨皮、黄芪各15克，生地20克，姜片、葱段、黄酒、食盐、味精适量。鳖肉切块，百部、地骨皮、黄芪、生地装入纱布袋中，封口。把鳖肉放入沸水锅中，撇去浮沫，加入上述药物和姜片、葱段、黄酒。先用武火煮沸，再用文火炖煮 1 小时左右，挑去纱布袋，加食盐、味精调味，再煮沸片刻即成。每天 1 次，佐餐食用，连食 7~10 天为一个疗程。本方能益气养阴，具有抗结核功效。

羊髓白蜜汤：羊脊髓 100 克，生地、白蜜各 30 克，羊油 20 克，葱、盐少许。将羊脊髓和生地加水适量，文火炖煮，熟后滤去药渣，加入羊油及白蜜，放葱、盐少许，煮至汤沸。此为 1 天量，分 2~3 次服，连用 15 天。

猪肺花生煎：猪肺 1 具，花生米 100 克，黄酒 2 匙。猪肺洗净、切块，同花生米共入锅内，文火炖 1 小时，撇去浮沫，加黄酒 2 匙，再炖 1 小时即成。每天 1 次，每次一大碗，食肺吃花生米。

鸡蛋银耳浆：鸡蛋 1 个，银耳 3 朵，豆浆 500 克，白糖适量。将鸡蛋打在碗内搅匀。银耳泡开后，与豆浆同煮 10 分钟左右，煮好时冲入鸡蛋，加白糖调匀即可食用。每天 1 次，连服 15 天为一个疗程。本方有滋阴清热的作用，适用于肺热者。

萝卜甘蔗荸荠汤：甘蔗 500 克，荸荠 300 克，红萝卜 100 克，冰糖适量。甘蔗、荸荠去皮，洗净，切块；红萝卜洗净，切块，加水适量，煮 1 小时，加入冰糖，凉凉后喝汤。本方清热润肺而止咳，适用于肺结核食欲不振、咳嗽痰少等症状。

糯米阿胶粥：糯米 100 克，阿胶 30 克，红糖适量。糯米淘洗干净，阿胶打碎。将糯米放入锅中，加水适量煮粥，粥将熟时，放入打碎的阿胶，边煮边搅，稍煮沸 2~3 次，加入红糖搅匀即可。每天服 2 次，3 天为一个疗程。本方能滋阴补虚，补血益肺，适用于肺结核咳嗽、痰中带血者。

百合黄精粥：百合、山药、黄精各 30 克，粳米 100 克。煮粥食用，每天 1 次。本方有滋阴补肺、健脾益气的功效，适用于肺结核气阴两虚、体倦无力、食欲不振、干咳无痰或咳嗽带血者。

沙参粳米粥：北沙参 15 克，粳米 50 克，冰糖适量。北沙参捣碎，与粳米、冰糖同入砂锅内，加水 500 毫升，煮至参烂米开花、粥面有油为度，分早晚两次温服。本方有润肺养胃、清热养阴的功效，适用于肺热燥咳、干咳无痰、津少口渴等症状。

五汁膏：白果、秋梨、鲜藕、甘蔗、山药、蜂蜜、柿饼、生核桃仁各 120 克。首先，将白果除去膜、心，与秋梨、鲜藕、甘蔗、去皮后切碎的山药一起捣烂成"五汁"。然后，把柿饼、生核桃仁捣烂如泥膏状。接着，将蜂蜜加适量清水稀释后，加入上述泥膏，搅拌均匀，微微加热至融合，稍凉，趁温将五汁加入，用力搅匀后，倒入瓷罐。每次服 2 汤匙，每天 3~4 次，可常服。本方具有清虚热、止咳止血的功能，适用于肺结核长期低热、咳喘、咯血、声音嘶哑、口渴咽干等症状。

肺结核患者还要注意节制性生活，因为精属阴，阴虚者应当护阴，而性生活太过可伤精，于肺结核患者康复不利。

04 避免口腔上火，中医有妙招

> 正常情况下，我们体内的"燃料"可以充分"燃烧"，为各种生理活动提供能量。在精神紧张、抑郁焦虑时，连续熬夜、阳气不足时，不完全"燃烧"的"燃料"就会"冒出黑烟"，循经上炎而生溃疡。咽喉发炎、口腔炎症或溃疡等，都是体内"燃料"不完全"燃烧"造成的。

在门诊，笔者经常遇到患顽固性口腔溃疡的患者。口腔溃疡虽是小毛病，但是影响进食和说话，且一张嘴就有异味，严重影响工作和社交。

● 口腔溃疡发作的规律

对于口腔溃疡，目前还没有根治的办法。目前的治疗以对症治疗为主。到口腔科，医生最常给的建议，就是注意保持口腔清洁，常用淡盐水漱口，戒除烟酒。再就是开点儿醋酸地塞米松粘贴片、口腔溃疡膜之类的药物外用，或者配合服用维生素 B。

在临床中，笔者发现口腔溃疡的发作还是很有规律的：工作、学习非常紧张时，特别是连着熬夜，睡眠不足了，便会出现这种讨厌的溃疡，表现为中间白色，周围有红晕，十分疼痛。这个时候，吃酸、咸、辣的食物，或其他易致上火的东西，就会火上浇油，加重疼痛。

中医常说口腔溃疡是由虚火上炎所致。正常情况下，我们体内的"燃料"可以充分"燃烧"，为各种生理活动提供能量。在精神紧张、抑郁焦虑时，连续熬夜、阳气不足时，不完全"燃烧"的"燃料"就会"冒出黑烟"，循经上炎而生溃疡。咽喉发炎、口腔炎症或溃疡等，都是体内"燃料"不完全"燃烧"造成的。

● 预防保健与治疗

基于以上的认识，对于患者而言，注意劳逸结合很重要。此外，还需要多吃蔬菜、水果，少食辛辣厚味，保持大便通畅……这些虽是老生常谈，却是十分重要的预防措施。

这里有一些简便的验方，大家可以选用。

六神丸 30 粒，碾碎成粉，加 2 毫升凉开水浸透成糊状备用。用前先清洁口腔，然后用细长棉签蘸上六神丸糊涂于溃疡面。一般每天三餐前各用药 1 次，睡前加用 1 次。此法止痛效果不错，有患者反映，用药后 5 分钟即可止痛。

云南白药，外敷口腔溃疡创面，一天 2 次，一般 2~3 天痊愈。此法能促进溃疡愈合。

白木耳 10 克，黑木耳 10 克，山楂 10 克，水煎，喝汤吃木耳，每天 1~2 次。此法可防止口腔溃疡复发。

05 缓解慢性咽炎症状的 中医治疗方法

对于慢性咽炎，尚没有根治的方法，可以采用中医治疗方法缓解症状。

慢性咽炎虽然是小病，但是会让人经常感觉到咽喉不清爽，有的像痰黏附在上面，有的像异物堵在里面，吐不出来，咽不下去，让人十分苦恼。

2007 年，有人调查了疾病谱的变化，发现慢性咽炎的患病率升高，成为影响人们健康的十大疾病之一。对于慢性咽炎，尚没有根治的方法，可以采用中医治疗方法缓解症状。下面是缓解慢性咽炎症状比较有效的几种方法。

桔梗汤：桔梗 6 克，生甘草 6 克，放入茶杯，用开水 300 毫升浸泡 10 分钟后，慢慢饮用。每天一杯，10 天为一个疗程。咽喉特别干燥时，可加入麦冬 10 克。桔梗汤是治疗咽喉疾病的祖方，中医有"甘草桔梗，专治喉咙"之说。本方适用于慢性咽炎、咽干有痰者。

蛋清白醋汤：鸡蛋 1 个，取蛋清放入杯中，加入 10 毫升食用白醋，搅拌至起沫，一小口一小口地慢慢含咽，有意让它在不舒服的地方停一停。每天一次，两天即可。这个方子适用于慢性咽炎急性发作、咽干咽痛明显者。

中医正养中国人

此外，慢性咽炎患者咽喉疼痛或咽中有痰时，用拇指指甲点压少商穴，具有明显的缓解症状的效果。

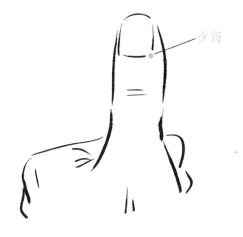

少商

少商穴在手拇指末节桡侧，距指甲角上方0.1寸[1]。用拇指指甲点压少商穴，对慢性咽炎咽喉肿痛症状具有明显的缓解作用。

06 给扁桃体装上"灭火器"

扁桃体发炎时，不要急于输液消炎，更不要急于将扁桃体摘除。经治疗病情缓解后，应当通过整体调养，恢复正气，以尽可能使其永不复发。

"张开嘴巴！嗯，好的，说'啊——'。"

"啊——"

---

①寸：同身寸。

这是在医院儿科常见到的场景。医生查看口腔的后部，除了能看咽部是否有充血红肿，咽后壁是否有淋巴滤泡增生之外，还能观察位于口咽部的扁桃体的情况。

● 人体健康的"边防线"

扁桃体所处的位置非常重要：既是饮食的通道，又是呼吸之气的必经之路，细菌、病毒和异物也常常伺机通过这里侵入人体。因此，这里是人体健康的"边防线"，咽部丰富的淋巴组织就执行着机体这一特殊区域的防御保护任务。当机体过度疲劳，睡眠不足，或者感受风寒时，扁桃体上皮的防御机能就会减弱，分泌机能降低。这时，扁桃体就易遭受细菌的攻击而引起炎症。更为糟糕的是，入侵的细菌通常就藏在扁桃体隐窝内，使本来用于抵御外邪的"战壕"，变成了藏污纳垢的地方。

扁桃体炎反复发作，会对全身产生不利的影响。在这种情况下，现代医学往往主张将这个不再有用且会惹是生非的扁桃体摘除掉。20世纪70年代，一年之中，单美国就有100万人被摘掉扁桃体，以致有学者曾经讽刺说："扁桃体这个东西，好像就是专门为了摘除而存在的。"

然而，追踪调查表明，摘除扁桃体对人体并没有任何益处。相反，研究认为，至少有一半的扁桃体摘除手术，是没有必要的。那么，若不摘除扁桃体，对于扁桃体炎，特别是慢性扁桃体炎，有没有其他治疗方法呢？答案是有！

中医对扁桃体炎的治疗，有以下几种方法：首先是疏散风热，解毒利咽。这种方法能缓解发热、咽喉疼痛、吞咽不利、咽干灼热等症状。必要时，可加用通便泻火之方药，以解除剧烈的咽部疼痛，以及高热、口渴、口臭、尿赤、便秘等症状。其次是养阴生津，益气扶正。此法对体弱久病、虚火上炎所致的咽部干燥不适、微痒微痛、干咳无痰、颧红、手脚发热、腰膝酸软、眩晕耳鸣等症状有明显效果，相当于激战之后清扫战场，消灭余敌。同时，对受伤的机体进行修复，如同使战斗后的扁桃体得以休养生息，以便养精蓄锐，继续承担防御任务。最后，针对"机体过度疲劳、睡眠不足、感受风寒"这三大导致扁桃体炎的原因，中医强调平时注意劳逸结合，保证按时而充足的睡眠，避免感受风寒，特别是要通过饮食调理，提高身体的抗病能力。

总之，扁桃体发炎时，不要急于输液消炎，更不要急于将扁桃体摘除。经治疗病情缓解后，应当通过整体调养，恢复正气，以尽可能使其永不复发。

以下的这些治疗扁桃体炎的方法，经临床验证，简便有效。

生地、玄参各9克，连翘6克。水煎，分2次服，每天1剂。

橄榄10枚，金银花12克，明矾3克。将橄榄砸碎，与金银花共放锅内，加水适量，煎煮，熬去渣，取浓汁，冲入明矾调化。每天1剂，多次少量食用。

夏枯草15克，鸡蛋1个。将整个生鸡蛋放入约两碗水中，与夏枯草一起煮成一碗。喝汤，剥壳吃蛋。本方对扁桃体炎有防治作用，有的服后永不再发。

● 食疗保护我们的"边防线"

下面，再介绍一些适用于阴虚火旺型扁桃体炎的食疗方子。

百合炖香蕉：百合 15 克，去皮香蕉 2 个，冰糖适量。三味加水同炖，服食。本方有养阴清肺、生津润燥的功效。

枸杞炖猪肉：枸杞 30 克，猪肉 500 克。加入调料炖汤，佐餐食用。本方能滋阴降火，清喉利咽。

五汁饮：雪梨 100 克，甘蔗 100 克，荸荠 100 克，藕 100 克，新鲜芦根 100 克。将其分别榨汁后混合，每天饮用，10 天为一个疗程。本方能滋阴降火，清喉利咽。

● 经络，让孩子更健康

对于小儿，也可以用吴茱萸 15 克，生附子 3 克，或单用吴茱萸。耐心研成粉末，用少量面粉和醋拌匀，做成钱币大小的药饼，蒸至微热，贴敷在两足心。

此外，治疗小儿扁桃体炎还可以用推拿疗法，简单有效，无副作用。其具体方法是，首先用拇指指甲掐双侧少商穴 1~2 分钟，然后按揉合谷穴 1~3 分钟，接着按揉太溪穴、涌泉穴各 1 分钟，再以拇指指腹搓擦双侧大鱼际，反复操作 2~5 分钟，最后以掌根直擦腰骶部，以透热为度。

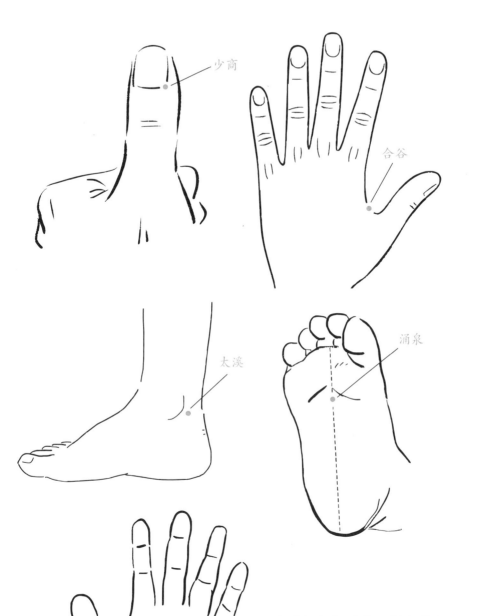

少商

合谷

太溪

涌泉

大鱼际

　　先用拇指指甲掐双侧少商穴1~2分钟，然后按揉合谷穴1~3分钟，接着按揉太溪穴、涌泉穴各1分钟，再以拇指指腹搓擦双侧大鱼际，反复操作2~5分钟，可以有效地治疗扁桃体炎。

运用上述方法，就相当于给扁桃体安装上了"灭火器"，可保护我们的扁桃体不再发生"火灾"。

07 让鼻子不再 "草木皆兵"

呼吸蒸汽，对过敏性鼻炎的防治也有不错的效果。其具体方法是，在大口茶杯中装入开水，面部俯于其上，对着袅袅上升的热蒸汽做深呼吸，直到杯中水凉为止，每天数次。大家不妨一试。

●过敏性鼻炎只是小毛病

鼻炎当中，过敏性鼻炎是最烦人的一种。它是由身体对某种物质过敏而引起，临床上分为常年发作型和季节型两种。发作时，西医常用抗组胺药物来控制，这是一种对症治疗，目前尚无根治的办法。中医对过敏性鼻炎也无根治办法，但通过辨证施治，可让患者摆脱其困扰。

有一个中年男子，是一个企业的高管，患过敏性鼻炎已经五年，尝试过各种方法，可以说是百治无效。他找笔者治疗，完全是出于偶然：他是笔者的一位师姐的患者，但这位师姐临时有事出国了，就将她的患者委托给了笔者。

他历数该病的痛苦：每天一大早醒来，就开始不停地打喷嚏，清稀的鼻涕像水一样往下直流，每次都要用大半包纸巾。打喷嚏、流涕过后，人感到极度疲乏，浑身冰凉，怕风怕冷。更要命的是，每天他要给下属讲话，讲着讲着鼻涕就流出来了，手不能离纸，擦得鼻子发红，十分影响形象。

笔者认真地看了他以前的病历，益气固表、调和营卫、补益气血、宣肺清热、滋阴润肺、辛温开窍……几乎各种治法都试过了，有的有效，就是效果不稳定。

凑巧的是，笔者当时正在研究清代名医郑钦安的《医法圆通》一书，里面关于鼻齆的论述别开生面。中医的鼻齆与西医的过敏性鼻炎症状类似，可以参照治疗。笔者运用了郑钦安介绍的方法，从肺肾阳虚论治，给他开了 7 剂麻黄附子细辛汤。

效果出人意料。复诊时他说，服药的第二天，打喷嚏、流涕的频率就明显减少，一周吃下来，所有的症状都减轻了。

一个月后，他没有症状了，就没再吃药。至今已有两年，过敏性鼻炎再也没发作。他也因此介绍了不少过敏性鼻炎的患者到笔者处诊治。

● 过敏性鼻炎患者的日常保健

除了治疗，过敏性鼻炎患者的日常保健也很重要。

尽量避开过敏原，如春夏或初秋时的花粉、家中易滋生尘螨的毛毯或动物皮屑等；平时少食寒凉食物，如冷饮、冰激凌、冰凉水果、苦瓜、大白菜等，因为常吃这些食物有可能降低抵抗力；在空调环境中待的时间不宜过长，电扇不宜直吹；寒冷天气时，早晨起床后，用手按摩迎香穴至发热，再喝杯温开水，外出时戴口罩、帽子、围巾，做好防寒保暖措施等；参加体育锻炼，如游泳、慢跑、大步快走等，都可以增强抵抗力。

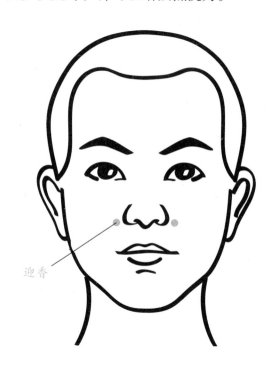

迎香

按摩迎香穴至发热，对过敏性鼻炎有辅助疗效。

呼吸蒸汽，对过敏性鼻炎的防治也有不错的效果。其具体方法是，在大口茶杯中装入开水，面部俯于其上，对着袅袅上升的热蒸汽做深呼吸，直到杯中水凉为止，每天数次。

08 中耳炎这样治

患上中耳炎后，会有耳部流脓、瘙痒等症状出现，有时甚至疼痛难忍，影响听力健康。其实对中耳炎不必恐慌，只要找到疾病的症结所在，掌握一些治疗和预防的方法，一切问题都会迎刃而解。就像已经知道了敌军的兵力分布和作战计划，还用担心不能出奇制胜吗？

某周四晚上，一位朋友打电话来，说她8岁的宝贝儿子在捏鼻鼓气玩耍后，右耳疼痛，且有逐渐加重的趋势。她焦急万分，询问该如何处理。

耳为手少阳、足少阳两条经脉的循行之处，耳病急则多考虑少阳证。小柴胡颗粒有主治少阳证的功效，因此，笔者建议冲服小柴胡颗粒一包，若疼痛不解，则需到耳鼻喉科就诊。

次日，笔者刚上班，就接到这位朋友的电话，她高兴地说："那药真神了，吃下去以后，马上就见效，现在一点儿也不疼了。"

夏秋之时，游泳的人多了，中耳炎的发病率也随之上升。中耳炎以耳痛、流脓、听力减退为主要表现。转为慢性时，耳内经常流脓，时多时少，迁延难愈。常伴有发热、怕冷、头痛、头晕、口苦、尿黄、大便秘结等症状。对于本病，中医有"耳疳""风聋""耳闭"等病名，治疗需要分清虚、实、寒、热。

急性中耳炎多属于实证，细分则又有风热、风寒和肝胆湿热的不同。

风热：感冒之后，发生耳胀、耳闷、疼痛，或有耳鸣，听力减退，伴有发热、口干、怕风、鼻塞等。治疗需要疏风清热，可用金银花 30 克，连翘 15 克，桔梗 6 克，薄荷 6 克，淡竹叶 15 克，荆芥 6 克，牛蒡子 15 克，芦根 10 克，川芎 15 克，柴胡 15 克，香附 10 克。水煎服，每天 1 剂。中成药可选用银翘解毒片、小柴胡颗粒等。

风寒：感冒之后，耳内闷胀，听力下降，全身怕冷明显，发热轻微，鼻塞而流清涕。治疗需要宣肺散寒，可用麻黄 10 克，杏仁 10 克，苍耳子 10 克，辛夷 10 克，白芷 10 克，细辛 3 克，荆芥 6 克，防风 10 克，甘草 3 克。水煎服，每天 1 剂。中成药可选用小青龙冲剂、正柴胡饮等。

肝胆湿热：耳胀、耳痛，或流黄脓，伴有头胀头痛、心烦、口苦、急躁易怒、便秘、尿黄等。治疗需要清化肝胆湿热，可用龙胆草 6 克，黄芩 15 克，栀子仁 15 克，当归 10 克，生地 15 克，车前子 30 克，泽泻 15 克，柴胡 12 克，生甘草 10 克，木通 6 克，桔梗 6 克，鱼腥草 30 克，夏枯草 30 克。水煎服，每天 1 剂。中成药可选用龙胆泻肝丸、黄连上清片等。

慢性中耳炎多属于虚实夹杂证，细分则又有痰湿浊毒和气血瘀阻的不同。

痰湿浊毒：耳内胀闷闭塞，听力下降，摇头时耳内有水声，伴有头重头晕、倦怠乏力、口中无味、脘腹胀满等。治疗需要健脾化湿，泄浊通窍，可选用中成药参苓白术散、补中益气丸、香砂六君丸等。

气血瘀阻：耳内闭塞，听力减退，耳鸣渐起，日久不愈，鼓膜内陷，或有增厚，粘连萎缩。治疗需要活血通络，可用黄芪 30 克，当归 12 克，川芎 10 克，桃仁 10 克，红花 10 克，全蝎 12 克，地龙 12 克，黄精 15 克，葛根 15 克，丝瓜络 15 克，路路通 15 克。水煎服，每天 1 剂。中成药可选用通塞脉片、养血清脑颗粒等。若兼有头晕、腰膝酸软，则提示肾虚，可加用六味地黄丸或耳聋左慈丸。

有些单验方对中耳炎有效，可以选用。

忍冬藤 30 克，生甘草 10 克，水煎服。每天 1 剂，连服 3~4 天。

活蚯蚓 5 条，剖开洗净，放白糖 10 克左右。30 分钟后，用洁净纱布滤出清液滴耳。每次 4 滴，每天 3 次。

饮食上，应注意多吃一些凉性的蔬菜、水果，如西红柿、芹菜、丝瓜、茄子、黄瓜、冬瓜、梨、西瓜等，忌食葱、姜、羊肉、辣椒等辛辣刺激食品。其间，慎用热性补药，如人参、肉桂、附子、鹿茸等。

老中医建议

耳朵是人体重要的听觉器官，一定要悉心呵护。这里向大家推荐一种耳朵保健操——"鸣天鼓"，简单可行，可作为日常耳保健之用，能够防治耳鸣、耳聋。

调整好呼吸，先用两手掌按摩耳郭，再用两手掌心紧贴两外耳道，两手食指、中指、无名指、小指对称地横按在枕部，两中指相接触，再将两食指翘起放在中指上，然后把食指从中指上用力滑下，重重地叩击脑后枕部，此时可闻洪亮清晰之声，响如击鼓。先左手24次，再右手24次，最后双手同时叩击48次。

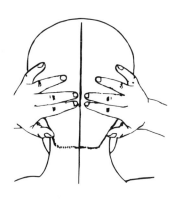

"鸣天鼓"

患上中耳炎后，会有耳部流脓、瘙痒等症状出现，有时甚至疼痛难忍，影响听力健康。其实对中耳炎不必恐慌，只要找到疾病的症结所在，掌握一些治疗和预防的方法，一切问题都会迎刃而解。就像已经知道了敌军的兵力分布和作战计划，还用担心不能出奇制胜吗？

09 让高血压走"下坡路"

> 太冲穴是肝经的原穴，经常按揉有疏肝平肝的作用。特别是对于一生气、一发火血压就升高的人，有显著效果。

《中国居民营养与慢性病状况报告（2020 年）》显示，我国居民高血压患病率总体呈上升趋势，目前成人高血压患病人数估计为 2.45 亿。大多数高血压患者早期没有症状，甚至有 60% 的人不知道自己有高血压。虽然有的高血压早期没有症状，但可能在突然之间使人昏厥、发生脑卒中，甚至造成猝死；因此，医学家把高血压形象地称为"无声杀手"。

1998 年 9 月，第七届世界卫生组织和国际高血压学会联盟的高血压大会在日本召开，明确了诊断高血压的新标准，指出只要血压超过 140/90 毫米汞柱①，就是高血压。

许多朋友误认为，有了高血压就只能吃降压药治疗。其实，治疗高血压的方法有很多，比如合理的饮食、适当的运动等，都能有效降低血压。对于血压不太高、症状不明显的患者，笔者常推荐他们吃芹菜，这是一种有良好降压作用的健康食物。

芹菜有旱芹、水芹两种，性味辛甘而凉，能够清肝明目，清热利湿。对于高血压患者，以食旱芹为佳。可选择生芹菜 250 克，

---

① 1 毫米汞柱 ≈ 0.133 千帕。

洗净，切成小段，用榨汁机榨汁后，纱布滤出汁液，再加入等量蜂蜜，混合均匀，每次 40 毫升，每天饮用 3 次。

芹菜不仅能够降血压，还能降血脂。因其含有大量纤维素，通便效果也不错。对老年人尿路感染、视物昏花、糖尿病、头痛、失眠等，都有一定作用。

天麻是一种名贵中药，具有平肝息风、祛风止痛的功效，可以有效缓解各种肢体麻木、头痛头晕等症状，是中医治疗高血压的常用药物，常用来配制高血压药膳。

天麻母鸡汤，是适合体质虚弱的高血压患者进补的一道药膳。主要原料为老母鸡 1 只，天麻 50 克，钩藤 30 克。将老母鸡宰杀后洗净，剔除内脏；天麻和钩藤分别用纱布包裹，放入鸡腹内，酌加生姜、大枣、大茴香等调料，以及食盐少许。用文火焖炖 2 小时左右，挑出药渣，喝汤吃鸡肉。每天 3 次，佐餐用，三天服完。

高血压伴有容易发怒、失眠多梦的患者，可以用天麻 15 克，粳米 100 克，鸡肉 25 克，胡萝卜 50 克，同入锅内，小火煮成稠粥，每天 1 次，午饭或晚饭时食用。

治疗高血压的另一简便有效的方法，是点揉太冲穴。《黄帝内经》说"诸风掉眩，皆属于肝"，高血压可引起脑卒中、眩晕等病症，因而应该从肝论治。太冲穴是肝经的原穴，经常按揉有疏肝平肝的作用。特别是对于一生气、一发火血压就升高的人，有显著效果。点揉时，可用食指或中指，从太冲穴揉到行间穴，每天 2~3 次，每次 5 分钟左右。

笔者的岳父曾有高血压，虽用西药降血压，但仍不稳定。

1998年，他随笔者到南京找笔者的导师周仲瑛教授诊治。周老察舌诊脉后，给他开的中药是杞菊地黄汤加减。服用一个月，血压即平稳，西药也停了。要知道，岳父的高血压已经有十几年了，一直是西药不断的，因此，笔者感到特别神奇。跟周老讨教，周老说，中医对高血压可分寒热两种，属热的头晕目眩，口苦口干，容易上火；属寒的平时怕冷，手脚发凉。治疗时要因病施治：热证要清，寒证要温。

周老的话对笔者很有启发。现在，若无相关禁忌证，遇到属热证的高血压患者，笔者会向他推荐杞菊地黄口服液、六味地黄丸、知柏地黄丸等中成药，属寒的则推荐金匮肾气丸、附子理中丸等，这些药对高血压属热证或寒证的症状有缓解作用。

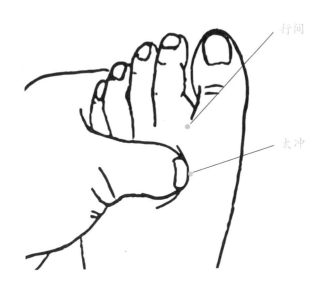

经常用食指或中指从太冲穴（在足背侧，当第1、2跖骨间的后方凹陷处）揉到行间穴（在足背侧，第1、2趾间，趾蹼缘后方皮肤深浅颜色交界处），有疏肝平肝的作用，特别是对于一生气、一发火血压就升高的人，有显著效果。

10 中医助您
应对失眠

一旦拥有了这些法宝，亲爱的朋友，恭喜您，您可以从此一觉睡到天亮，不再为失眠烦恼。

您是否曾在夜深人静的时候辗转反侧，无法入睡？您是否经常感到睡眠很浅，稍有动静就会惊醒，然后再也睡不着？您是否经常早早醒来，睁开眼睛，望着天花板，痛苦地等待黎明的到来？您是否一睡觉就做梦，甚至从噩梦中惊醒，第二天头昏脑涨，身心疲惫？

如果是，那您就被失眠缠上了。

如果您在失眠的同时，感到气短乏力、心慌，老想把手叉起来，放在心口，甚至想在心口压个什么东西才觉得舒服；平时总是特别怕冷；常做噩梦，特别是梦见自己落入水中、从高空坠下、身在冰天雪地；平时不想喝水，喝水也只能喝热的症状，那就是阳虚失眠。

当今中医治疗失眠，从阴虚阳热入手者居多，而阳虚失眠常常被忽视。如果您碰巧是阳虚失眠，很多时候会被误诊，致使久治不愈。根据笔者的观察，临床上难治性失眠患者当中，属于阳虚的至少有1/5。此时从阳虚治疗，效果立竿见影。

阳虚失眠的朋友，可以到中药店，在医生的指导下，取桂枝

25 克，炙甘草 30 克，生龙骨 30 克，生牡蛎 30 克，茯苓 30 克，茯神 30 克，清水煎煮 20 分钟，睡前 30 分钟饮用。

生活中，失眠的人越来越多，其中很多人的失眠都有心情不好这个诱因，比如退休下岗、失去亲人、家庭关系不和、工作或学习压力过大、竞争过于激烈等。这些情况，最容易导致肝郁失眠。

肝郁失眠者除了难以入睡之外，经常感到心胸憋闷，长出一口气才觉得舒服，平时容易生气，动不动就想发火，有的还会头昏脑涨，嘴巴干苦。

如果您属于肝郁失眠，可以服用中成药逍遥丸，或者用月季花、玫瑰花、合欢花泡水喝，都有一定的效果。

晚上因紧张而睡不着时，可以按揉双脚太冲穴各 5 分钟。太冲穴是足厥阴肝经上的重要穴位，能治疗肝脏病、牙痛、眼病，以及消化系统、呼吸系统、生殖系统的诸多疾病。对于那些爱生闷气、焦虑忧愁的失眠者，效果很好。

以下几个治疗失眠的单验方，适用于各种类型的失眠。

龙眼肉、丹参各 15 克，用两碗水煎成半碗，睡前 30 分钟服用。

酸枣仁 15 克，麦冬、远志各 10 克，用水 500 毫升煎成 50 毫升，睡前服用。

桑葚 30 克，煎汤服，特别适用于年老失眠而大便干结者。

鲜花生叶 30 克，水煎，睡前服用。

小麦 60 克，大枣 15 枚，甘草 30 克，加水 4 碗煎成 1 碗，睡前服用。

生百合 100 克，粳米 100 克，洗净，加水 1 000 毫升，煮至米烂粥熟。一天服用两次。

一旦拥有了这些法宝，亲爱的朋友，恭喜您，您可以从此一觉睡到天亮，不再为失眠烦恼。

11 防治中暑妙招

在众多治疗中暑的方法中，最简便快捷的莫过于刮痧了。

每年夏天都有不少人中暑。中暑的先兆是感到头痛、头晕，出汗多，口干渴，四肢酸困无力，注意力不集中，体温正常或略有升高。若出现轻症中暑，体温往往升高为38℃以上，并出现面色潮红、大量出汗、皮肤灼热等表现，有的则四肢湿冷，面色苍白，血压下降，脉搏增快等。重症中暑病情严重，如不及时救治，将会危及生命。

在众多治疗中暑的方法中，最简便快捷的莫过于刮痧了。

民间医学中，"痧症"是一种早被确认的病症。它是指夏秋之间，感受风、寒、湿气，或受疫气、秽浊之气熏蒸，因而出现一系列症状，如发热怕冷、头昏头痛、胸闷腹胀、神志不清、咽喉肿痛、上吐下泻、腰困如捆、指甲青黑、手足麻木僵硬等。

刮痧有畅通经络、泄热排毒、醒神救厥、行气止痛的作用，治疗中暑，效果迅速。刮痧板可选边缘光滑的牛角板、嫩竹板等，也可以用硬币、铜钱等代替。刮痧时，在刮痧板上蘸香油或其他润滑剂，刮擦胸、背、颈项、腿窝、肘窝等处。刮痧时要由轻到重、自上而下，注意顺肌肉纹理朝一个方向缓缓刮擦皮肤表皮，使其逐步充血，直到出现红色斑点或斑块为止。

当然，发现有中暑症状，要赶快离开高温环境，选择阴凉通风处休息，喝一些含有盐分的清凉饮料。在额部、颞部涂抹清凉油、风油精，无禁忌证者可服用人丹、十滴水、藿香正气水等，然后休息片刻，开始刮痧。症状严重甚至昏厥者，立即掐按人中穴，促其苏醒，并及时上医院诊治。

此外，防止中暑，关键是要做好防护。出门时，要带好防晒用具，如遮阳伞、遮阳帽、太阳镜等，并准备充足的水和饮料。要随身携带一些防暑降温药品，如藿香正气水、人丹、风油精等，以备急用。外出时穿的衣服尽量选用棉、麻、丝类，不穿化纤类服装，以免大量出汗时不能及时散热，引起中暑。老年人、孕妇和有心血管疾病等慢性病的人，高温季节要尽可能减少外出。

要及时补充水分，不要等口渴了才喝水。可以根据气温高低，每天喝1 500~2 000毫升水。出汗较多时可适当补充一些盐水，含钾果汁或茶水也是极佳的消暑饮品。

要多吃水果，西瓜、桃子、梨、苹果、鸭梨、香蕉、猕猴桃等，都是不错的消暑佳品。中医有"补在三伏"之说，可选用益气养阴的中药泡茶服用，如西洋参、太子参、黄芪、石斛、黄精等。也可以适当加用祛暑清热的中药，如香薷、藿香、芦根、薄荷、竹叶、金银花、荷叶等。至于食物，绿豆、白扁豆、赤小豆、小米、薏苡仁、荞麦、芡实、山药、百合、冬瓜、苦瓜、黄瓜、西红柿、生菜、木耳、豆浆、豆腐等，适宜夏季食用。乳制品也不错，既能补水，又能满足身体的营养之需。

还要保证充足的睡眠。夏天日长夜短，气温较高，人体新陈代谢旺盛，消耗大，容易疲劳。早点儿休息，保持充足的睡眠，可使人的大脑和身体各系统都得到休息和放松，是预防中暑的重要措施。

12 治疗贫血的妙方

中医认为，"气为血之帅，血为气之母"，要想补血，首先要补气，把机体生化血的功能调动起来。要调动机体生化血的功能，当归补血汤是首选。

在笔者家乡的林间溪旁，生长着一种极其普通的小草，它枝叶翠绿，洁白的花冠呈唇形，在一片绿色背景中恰如一只展翅飞翔的白鹤。

老人告诉笔者，这是一种神奇的中药。当人们过度劳累，气喘吁吁，甚至大汗淋漓、快要虚脱时，赶快用这种药煎汤喝下去，马上就能恢复体力，因此，家乡人叫它"脱力草"。

进入中医学院的第二年，笔者刚刚学过中药，假期之后就带了这种药草让老师鉴别。老师一看就说，这是仙鹤草，有很多功能，可以治疗癌症、各种出血和跌打损伤。

仙鹤草可以治疗贫血。将本品和鹿衔草各30~60克，煎汤，加入红糖适量，搅匀后饮用，有显著效果。江浙一带，民间也常取仙鹤草加红枣煮食，以调补气血，治脱力劳伤。具体配方是仙鹤草30克，红枣10枚。将仙鹤草洗净，切成短段，红枣洗净，与仙鹤草共置锅内，加水适量，浸泡5分钟，煎煮15分钟，去渣取汁，代茶饮。有人称赞说："神奇脱力草，补血离不了。"

造成贫血的原因很多。有营养不良，造血原料缺乏的；有骨髓疾病，造血能力下降的；有各种出血，导致血液丢失的；有疾病消耗，血液逐渐亏少的。对贫血的治疗，首先要查明原因，针对原发病进行治疗。

对于贫血，中医虽然仍需要辨证，按不同的证型论治，但气血亏虚却是贫血的基本证型。有一些基本方药，对贫血有确切的效果。

除了仙鹤草之外，阿胶也是功效显著的补血药。使用时，一般取阿胶10克，放在小碗中，加入清水或者黄酒约100毫升，放在笼上蒸，或者放在沸水锅中烊化，化开成液体后，加适量红糖冲服。也可以用豆浆机将阿胶打成颗粒，开水冲服。

中医认为，"气为血之帅，血为气之母"。要想补血，首先要补气，把机体生化血的功能调动起来。要调动机体生化血的功能，当归补血汤是首选。其配方是黄芪 30 克，当归 6 克。补气的黄芪，是补血的当归用量的 5 倍，也正是这样的配比，使该方补血的效果十分显著。

对于血虚而怕冷的女士，还有一个补血御寒的妙方——当归生姜羊肉汤。本方的组成非常简单，只有羊肉、生姜、当归三味。其中，当归是中医常用的补血药，性质偏温，有活血养血补血的功效；生姜可以温中散寒，发汗解表；羊肉是老少皆宜的美味食物，性质温热，能温中补虚。三者配合起来，具有温中补血、祛寒止痛的作用。制作方法也不复杂：将羊肉洗净，除去筋、膜，切成小块；生姜切成薄片；当归洗净，用纱布松松地包住捆扎好。将以上几物一起放在锅里，加水后先用大火煮开，再用微火煨两小时左右即可。适当加一点儿盐和其他调料，吃肉喝汤。可根据自己的实际情况，每隔一段时间食用一次。需要指出，本方的功效和味道与用料的比例关系密切。用本方作为虚寒体质调理的药膳时，用当归 20 克，生姜 30 克，羊肉 500 克比较合适。

治疗贫血，拥有充足的睡眠很重要。有的朋友可能对此不解：睡眠怎么会生血呢？人体造血是需要时间的，过度劳累、不注意休息的人，就会暗耗阴血。按时作息、睡眠充分，则能保证血液的从容生成。

13 制服痛风，就这几招

制服痛风，首先必须严格控制摄入后能使血尿酸增高的食物。

近年，痛风已成为常见病和多发病，并且有年轻化的趋势。

如果您有关节疼痛，特别是大姆趾疼痛，局部皮肤暗红，要尽快查一下血尿酸。如果血尿酸高于正常水平，您就可能患上了痛风。

血液中尿酸长期偏高，是痛风发生的关键原因，而食物中所含的嘌呤类化合物经消化吸收后生成的外源性尿酸，是血尿酸的主要来源。制服痛风，首先必须严格控制摄入后能使血尿酸增高的食物。

痛风患者的饮食，应做到"三多三少"。第一，多饮水，少喝汤。白开水有利于溶解体内各种有害物质，多饮白开水可稀释尿酸，加速尿酸的排泄，而肉汤、鱼汤、鸡汤等，含有大量嘌呤成分，饮后可导致尿酸增高。第二，多吃碱性食物，少吃酸性食物。碱性食物能帮助痛风患者补充钾、钠、氯离子，以维持酸碱的平衡，而酸性食物，会加重病情，不利于康复。第三，多吃蔬菜，少吃主食。吃菜有利于减少嘌呤摄入量，增加维生素 C 及纤维素摄入量，而少吃主食有利于控制热量摄入，限制体重，减肥降脂。

另外，酗酒和食荤腥过量也容易诱发痛风，力当戒免。一旦诊断为痛风，茶、咖啡、肉、鱼、海鲜等都应在限食之列，辛辣刺激性食物也不宜多吃。

樱桃能迅速缓解痛风症状。樱桃含有丰富的花青素及维生素E，是有效的抗氧化剂，可以促进血液循环，有助于尿酸的排泄，缓解痛风症状。

大红萝卜也能治痛风。选大红萝卜400克，洗净，连皮切成小块，加入200毫升开水和适量的蜂蜜，在榨汁机中榨汁作为饮料，在10分钟内饮完，每天早饭前、晚饭后各饮一次。

14 脂肪肝绝不是疑难杂症

对于许多患者而言，根治脂肪肝的方法，不是吃药打针，而是改变生活方式，比如加强锻炼，增加体力活动。可根据自身情况选择运动量稍大一些的运动，比如爬山、游泳、跑步、打羽毛球等。饮食上注意清淡，少吃肥甘食物等。食疗和运动相结合，对治疗脂肪肝非常有效。

每次体检，都会有不少人被查出脂肪肝，特别是 40 岁以上的男士，查出的概率更高。很多人将脂肪肝当作疑难杂症，可事实上并非如此。

脂肪肝是因脂肪在肝细胞内积聚过多造成的。正常情况下，肝细胞内的脂肪含量占总肝重的 3%~5%。如果脂肪超过肝重的 5%，就是脂肪肝，严重者脂肪含量可占肝重的 40%~50%。

脂肪肝的起病一般比较缓慢，早期没有明显症状，部分患者可出现恶心、食欲减退、肝区疼痛、乏力、腹胀等症状，右上腹有胀满和压迫感。

脂肪肝的形成与生活习惯有很大关系。如过度饮酒、饥饱无常、过多食用油腻食物、运动量少等，都可能导致脂肪肝的形成。现代人久坐少动，饮食肥甘，这种生活方式对健康造成了损害。

对于许多患者而言，根治脂肪肝的方法，不是吃药打针，而是改变生活方式，比如加强锻炼，增加体力活动。可根据自身情况选择运动量稍大一些的运动，比如爬山、游泳、跑步、打羽毛球等。饮食上注意清淡，少吃肥甘食物等。食疗和运动相结合，对治疗脂肪肝非常有效。

曾经给朋友推荐运动加食疗的方法治疗脂肪肝，效果很好。第一年他被查出是中度脂肪肝，第二年变成了轻度脂肪肝，第三年再查，仅有轻度的脂肪浸润。他高兴坏了，下决心要把运动和食疗进行到底。

以下的一些食疗方，适合有脂肪肝的朋友选用。

脊骨海带汤：海带 30 克，牛脊骨 250 克，调料少许。将海带洗净、切丝，牛脊骨炖汤，汤开后撇去浮沫，投入海带丝炖烂，加盐、醋、味精、胡椒粉等调料即可。食海带，饮汤，每天 1 次。

玉米赤豆汤：嫩玉米 100 克，冬葵子 15 克，赤小豆 100 克，白糖适量。将嫩玉米、冬葵子、赤小豆共同煮成汤，加白糖调味。分 2 次饮服，吃玉米和赤小豆，饮汤。

精灵泽香饮：黄精、灵芝各 15 克，泽泻 6 克，陈皮、香附各 10 克。将以上各味加水煎煮，取汁 300 毫升，分 2~3 次饮服。

当归郁金楂橘饮：当归、郁金各 12 克，山楂、橘饼各 25 克。加水同煎后，取汁 400 毫升，分 2~3 次饮服。

有些食物对脂肪肝患者有益，如燕麦、玉米、海带、大蒜、苹果、牛奶、洋葱等，可以经常食用。

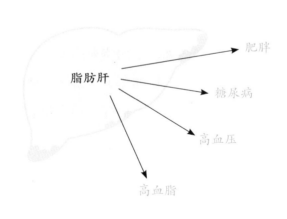

脂肪肝会导致高血压等各种疾病。

15 中西医结合，胃不再受伤

曾经获得诺贝尔生理学或医学奖的巴里·马歇尔和罗宾·沃伦发现，幽门螺杆菌是引起消化性溃疡和慢性活动性胃炎的罪魁祸首。

多少年来，胃炎和胃溃疡一直是威胁人们健康的常见慢性病。得病的人胃痛、胃酸、胃胀，胃部憋满不舒，烧心，食欲不振，消瘦，甚至消化道出血，少气乏力，体质下降……反复发作，久治难愈。

曾经获得诺贝尔生理学或医学奖的巴里·马歇尔和罗宾·沃伦发现，幽门螺杆菌是引起消化性溃疡和慢性活动性胃炎的罪魁祸首。对许多工作繁忙的朋友来说，根治幽门螺杆菌感染，可在医生的指导下用这个方案：奥美拉唑胶囊1粒，一天2次，口服；阿莫西林胶囊4粒，一天2次，口服；甲硝唑片2片，一天2次，口服。三联治疗一周，治愈率在90%以上。不过，口服阿莫西林胶囊要做青霉素过敏试验，阴性方可应用，阳性者可改用克拉霉素胶囊1粒，一天2次，口服一周。

一周后，单用奥美拉唑胶囊1粒，一天1次，口服——糜烂性胃炎者服用2~3周，十二指肠球部溃疡者服用4~6周，胃溃疡者服用6~8周。此外，平时要注意饮食，不要暴饮暴食，并且要戒烟酒。

既然现代医学找到了胃炎和胃溃疡的病因，能够根治了，是不是中医就无法发挥其作用了呢？事情远远没有这样简单。临床上我们发现，有相当一部分患者通过规范的抗幽门螺杆菌治疗，效果并不理想；有的患者经过治疗，虽然幽门螺杆菌转阴了，但舌苔变厚了，症状更严重了。这个时候就需要借助中医的辨证论治，以缓解症状，促进痊愈。

另外，现代医学所找到的这个原因，其实可能只是胃炎和胃溃疡发病的外因。呼吸同样的空气，消化同样的食物，为什么有的人感染了幽门螺杆菌，有的人就不感染？即使感染了，为什么有的人发病，而有的人就安然无恙呢？即使是发生同样的疾病，为什么症状又各不相同呢？问题可能出在人体的内部，即感染幽门螺杆菌或发病的人，其胃的内部环境适宜幽门螺杆菌滋生、繁衍。中医通常所说的胃寒、胃热、胃气不和、脾胃虚亏等，都可能为幽门螺杆菌在胃内的滋生、繁衍提供条件。中医完全可以通过辨证施治的方法，改善胃的内环境，恢复胃黏膜的功能，从而提高抗病能力。对于胃炎和胃溃疡，中医和西医治疗能够相辅相成，提高治愈的可能。做个比喻，患病的胃就像一个环境不佳、招致苍蝇进入的房间。苍蝇嗡嗡令人难受，房间不洁更使人不适。西医用灭蝇剂迅速杀灭了苍蝇，中医则通过一段时间的调整，清扫房间，改善环境，以避免再次招致苍蝇。两者结合，能在改善症状的同时，起到根治的作用。

其实，任何疾病的发生，都是内因和外因综合作用的结果。幽门螺杆菌感染，是胃炎和胃溃疡发病的外因；胃内状况或者全身状况不佳，则是患病的内因。两者都是疾病的根源。在诊治疾病时，将西医和中医相结合，能更好、更快地治愈疾病，为患者带来福音！

16 益肾固本，才是治愈慢性膀胱炎的大道

对慢性膀胱炎患者来说，治本之法，不是单靠抗生素，而是激发肝肾之气，使膀胱恢复气化之职。

您家中的老人是否经常感到小腹胀满，尿频尿急，小便时疼痛，甚至有尿失禁——咳嗽、紧张或稍一劳累，就会有小便排出？如果是，提醒您，他可能是患上了慢性膀胱炎。

中医认为，老年人肝肾不足，导致膀胱气化不利，是本病的根源所在。用现代医学解释，就是人老以后，膀胱括约肌机能减退，舒缩功能不足，尿液不能顺畅排尽，残尿留滞，膀胱便成了细菌孕育滋生的温床，病情便会反复发作。对慢性膀胱炎患者来说，治本之法，不是单靠抗生素，而是激发肝肾之气，使膀胱恢复气化之职。

蠡沟、三阴交、阴陵泉三个穴位都有强壮肝肾的功能，能促使小便的排出。其中，蠡沟穴属于足厥阴肝经的络穴，能够补肝调经，清热消肿，可以治疗月经不调、小便不利、小腹胀满等病症。三阴交穴是足太阴脾经、足厥阴肝经、足少阴肾经三条阴经交会的地方，所以才有此名。该穴主治多种病症，现代常用于治疗肾炎、尿路感染、尿潴留、尿失禁、乳糜尿等。阴陵泉穴是人体足太阴脾经上的重要穴位之一，属于五腧穴的合穴，五行中属水，具有清利湿热、健脾理气、益肾调经、通经活络的作用，临床应用非常广泛。该穴对泌尿生殖系统疾病有特别的疗效，可用以治疗遗尿、尿潴留、尿失禁、尿路感染、肾炎、遗精、阳痿等。慢性膀胱炎患者，宜经常用拇指或中指指端按揉这三个穴位，每次 3~5 分钟，能激发肝肾之气，有效地治疗慢性膀胱炎。

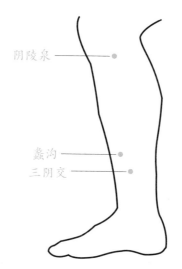

阴陵泉

蠡沟
三阴交

蠡沟、三阴交、阴陵泉三个穴位都有强壮肝肾、促进小便排出的作用。其中，按摩蠡沟穴可以治疗月经不调、小便不利、小腹胀满等。按摩三阴交穴可以治疗肾炎、尿路感染、尿潴留、尿失禁等。按摩阴陵泉穴可以治疗遗尿、尿潴留、尿失禁、尿路感染、肾炎、遗精、阳痿等。

服用益肾固本的中成药和药膳，也是根治慢性膀胱炎的有效方法。食欲不佳者，可选用香砂六君丸、参苓白术散或健脾丸；反复发作、容易感冒者，可选用玉屏风胶囊或口服液；腰膝酸软明显，伴有口苦口干、手足心热、心烦便干者，可用杞菊地黄丸或知柏地黄丸；怕冷而夜尿次数多者，则用金匮肾气丸或五子衍宗丸；久病而症状不明显者，可服用益母草膏、当归片等；有轻微尿路感染症状者，可合用三金片、热淋清颗粒、八正合剂等。

也可以选用冬瓜、车前子、车前草、山药、芡实、薏苡仁、白茅根等，根据喜好做成粥或茶。

冬瓜汤：猪肋骨 250 克，用沸水烫后，入汤锅，加 400 毫升水熬煮成高汤，撇去浮沫。冬瓜 500 克切块，入高汤，大火煮沸后改小火煮 10 分钟，加少许盐，盖上锅盖，5 分钟后取出食用。本汤能够清热利尿、消肿，主治湿热型膀胱炎。

车前草粥：新鲜车前草叶 40 克洗净、切碎，与葱白 1 根煮汁后去渣，再加入粳米 50 克同煮粥。每天 3 次，连服 3~5 天。这道粥对慢性膀胱炎导致的小便不畅、小便频急者，效果颇佳。

山药芡实粥：山药 50 克，芡实 50 克，粳米 50 克，油、盐适量。将山药、芡实、粳米入锅，加水煮粥至熟，加油、盐调味稍煮即成。每晚温热服食，可以补虚劳，健脾肾，对慢性膀胱炎、肾虚明显者有显著效果。

17 男人的难题
不再难

中医认为，肝主筋，而阴器为宗筋之汇。如果情志不遂，忧思郁怒，肝疏泄调节的作用就会减弱，宗筋所聚无能，因而发生阳痿。这时，治疗方法不是补肾，而是必须疏肝解郁。

老同学专程从郑州赶来，让笔者给他把脉诊病，调节其"难言之隐"。

一见面，笔者确实吃了一惊——读书时生龙活虎的他，全然没有了往日的神采。毕业后，他生活得相当不顺，自信心备受打击。结婚 4 年了，仍没有孩子。其爱人检查了，没有问题。他说其实不用查他也知道，问题全在他自己身上——每次行房时，还没到正题，他就已偃旗息鼓，为此，没少被妻子埋怨。现在，他又是单位的中层干部，工作压力相当大。谈话之中，他眉头紧锁，时不时唉声叹气，甚至怨天尤人，显得十分悲观。

笔者看了他的舌苔，暗红，微微有点儿紫气，舌苔薄白。诊脉发现，其脉细紧，像按在六弦琴的细弦上一样。

笔者思考了一会儿，开始为他开方：柴胡 12 克，生白芍 15 克，茯苓 15 克，炒白术 15 克……没等笔者开完药，老同学就打断了笔者："我是不是没有把病情向你讲清啊？你知道我患的是什么病吧？"

笔者说："知道呀，怎么了？"

"说老实话，两年来，我没少为此病而看医生，许多名医我都看过，一次次下来，他们的处方我也都熟悉了。我也自学了一些中医知识，知道我这是属于肾虚。他们开的中药中，大都少不了海马、鹿茸、淫羊藿、海狗肾、龙骨、牡蛎这些补肾药，效果有一点儿，就是不稳定。你的方子怎么没有这些药呢？是不是弄错了？"

笔者一听，恍然大悟。原来他也是一个"半挂子"中医，但是，一知半解的中医知识限制了他的思维。

笔者对他解释说，阳痿和早泄是中医常见的病症，除了肾虚之外，其实还有许多证型，必须根据患者的具体症状、舌脉、病史等，探求病因，针对发病的病机进行治疗，绝不能一见阳痿、早泄就去补肾。

他不到40岁，正值壮年，又没有导致肾虚的原因可查，脉象、舌象也没有肾虚的迹象。倒是他长期生活不顺，致使情绪低落，加上工作过度紧张，心情忧虑，这些才是他的病根所在。我们在临床上也发现，心理、情绪是许多男科病的原因。中医认为，肝主筋，而阴器为宗筋之汇。如果情志不遂，忧思郁怒，肝疏泄调节的作用就会减弱，宗筋所聚无能，因而发生阳痿。这时，治疗方法不是补肾，而是必须疏肝解郁。于是，笔者给他开了逍遥散这个方子，目的是让他忘却忧虑，逍遥自在。心里不紧张了，男子汉的雄风必能重振！

听了笔者的这番话，老同学不断点头称是。开完药方之后，笔者又叮嘱他保持心情舒畅，消除紧张情绪，不要熬夜，多参加一些户外活动，不要老是想着自己的病。饮食上，笔者给他开了如下的食疗方（第一方要常服，其他方则根据情况适当选用）：

柴胡解郁茶：柴胡3克，玫瑰花3克，绿茶2克。将以上材料用300毫升开水冲泡3分钟即可。每天1杯，经常饮用。

百合莲子汤：百合15克，莲子15克，冰糖适量。莲子去心，与百合一起加适量水煮至烂熟，加入冰糖调味，随量服食。

薯蓣粥：怀山药100克，白面粉100~150克，葱花、姜末、红糖适量。将怀山药洗净，去外皮，捣烂，同白面粉调入冷水中，煮熬成粥糊，将熟时加葱花、姜末和红糖稍煮即成。本方可作主食用，最宜常服。

韭菜炒胡桃仁：胡桃仁50克，韭菜500克，盐、味精、香油适量。将胡桃仁用香油炸黄，韭菜切段与胡桃仁同炒，菜熟后用盐、味精调味即成。可佐餐随量食用。

泥鳅枣仁汤：泥鳅50克，酸枣仁50克，姜、葱、黄酒适量。泥鳅去内脏，洗净，切段，酸枣仁洗净，同置锅中，加清水500毫升，加姜、葱、黄酒适量，武火煮开3分钟，撇去浮沫，改文火煮15分钟。分数次食用。

核桃仁炖蚕蛹：核桃仁100~150克，蚕蛹（略炒）50克。将核桃仁与蚕蛹同放于盅内，隔水炖熟。佐餐用，隔天1次。

苁蓉羊肉粥：肉苁蓉10克，精羊肉200克，粳米200克，盐、姜末、葱花适量。将肉苁蓉、精羊肉切细，肉苁蓉加水用砂锅煮，去渣取汁，加入羊肉、粳米同煮。待粥将熟，加盐、姜末、葱花煮至粥稠。每天1次，宜常食。

枸杞羊肉粥：枸杞叶 250 克，羊肾 1 个，羊肉 100 克，大米 100~150 克，葱白少量，食盐少许。将新鲜羊肾剖洗干净，去内膜，切细。羊肉洗净、切碎，枸杞叶煎汁、去渣，同羊肾、羊肉、葱白、大米一起煮粥。待粥成后加入食盐少许，稍煮即可。每天 1~2 次，温热时服。

经过半年的调治，老同学的病情明显好转，体质也慢慢恢复。一年后，老同学喜得千金。对于此事，老同学经常半开玩笑地说："我能有孩子，主要是你的功劳啊！"

18 治疗便秘 "六字诀"

中医认为，肾主二便，大小便的正常排出，有赖于肾气的充足。肾气虚则大便无力，腹痛里急。当大便不爽、艰涩难下、腹急不适时，用双手背按揉双侧肾区，向内向下反复若干次，可以激发肾气，达到通便缓急的目的。

便秘是寻常小病，却使许多人倍感苦恼。

治疗便秘，首先要找到根源。只有您本人最了解自己的生活习惯。如果您有便秘，可以自己仔细检查一下，有没有导致便秘的下述原因。

饮食是否过精过细？饮食过于精细，纤维素和水分的摄入不足，食物残渣过少，不能形成足够的压力来刺激神经产生排便反射，就会引起便秘。

是否经常因工作、学习，有了便意也不及时排便？经常拖延大便时间，会形成习惯性便秘。

有没有什么原因，导致体内水分大量损失？比如大量出汗，严重的呕吐、腹泻，失血和发热等均可导致水分损失，引起粪便干结。

生活、工作或学习是否过度紧张？精神受到强烈刺激、惊恐、紧张、忧愁、焦虑，以及注意力高度集中于某一工作等，都会使便意消失，形成便秘。

有没有服用影响排便的药物？碳酸钙、氢氧化铝、阿托品、溴丙胺太林、吗啡、地芬诺酯、碳酸铋等药物，可能引起便秘。

有没有长期依赖泻药？滥用泻药，会使肠壁应激性降低，不能产生正常蠕动和排便反射，导致顽固性便秘。

肠道本身有没有病变？如结肠炎，其可引起大肠痉挛，粪便通过不畅而发生便秘。

患病之后，特别是重病、久病之后发生的便秘，要考虑可能是病后体质虚弱，排便动力不足。这种情况在老年人中比较多见。

便秘还有更重要的一种原因，那就是肠道受阻。许多肠道内或者肠道外的肿瘤，压迫大肠，可使排便受阻。通常此时大便的性状也会改变，可以通过 B 超、钡灌肠等相关检查来明确诊断。

如何治疗便秘呢？这里有一道"六字诀"秘方。这六个字是："水""软""粗""排""动""揉"。

"水"，就是每天喝 8~10 杯温开水，以利于软化粪便；"软"，就是吃熟软食物，以利于消化吸收和肠道排泄；"粗"，就是吃粗粮和富含膳食纤维的蔬菜，以刺激肠道蠕动，加快粪便排出；"排"，就是定时排便，不拖延排便时间，使肠中常清；"动"，就是每天早晚慢跑、散步，促进胃肠道蠕动；"揉"，就是早晚及午睡后以两手相叠揉腹，以促使大便排泄。一般认为，便秘与肠道功能失调有关，按摩腹部便成为缓解便秘的常规方法之一。实际上，便秘时按揉肾区，起效更快，效果更佳。中医认为，肾主二便，大小便的正常排出，有赖于肾气的充足。肾气虚则大便无力，腹痛里急。当大便不爽、艰涩难下、腹急不适时，用双手背按揉双侧肾区，向内向下反复若干次，可以激发肾气，达到通便缓急的目的。平时坚持按摩肾区，也有保健功效。

当大便不爽、艰涩难下、腹胀不适时，用双手背按揉双侧肾区，向内向下反复若干次，可以激发肾气，达到通便缓急的目的。平时坚持按摩肾区，也有保健功效。

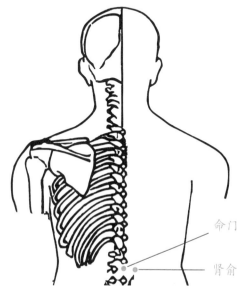

命门

肾俞

19 使乳房胀痛消于无形

> "治未病"是中医重要的防治原则。乳房经常胀痛的女性朋友，可以从多方面调养，使之消于无形。

有许多女性朋友有乳房胀痛的毛病，时轻时重，有的在月经前比较明显，触摸不到肿块，乳腺检查也没有发现肿块。但此时，已经是山雨欲来，处于中医所说的"气滞"的无形阶段。若任其发展，则可能由"气滞"而进一步发展成"血瘀痰阻"，形成有形的"瘀结"。肿块已成时，再去活血化瘀，难免会为时已晚。

"治未病"是中医重要的防治原则。乳房经常胀痛的女性朋友，可以从多方面调养，使之消于无形。

●药物疗法

逍遥丸，一次6克，每天3次，温水冲服。可以疏肝解郁，理气止痛，适用于所有乳房胀痛和时常郁闷、叹气的女士。疼痛而有热感者，可用蒲公英30克，或夏枯草30克，煎汤送服；疼痛而有凉感者，可用小茴香10克，或乌药10克，煎汤送服；经前胀痛明显者，可用月季花 5 克，或玫瑰花 5 克，或茉莉花 5 克，或桂花 3 克，煎汤送服。

●经络疗法

太冲穴是肝经的原穴，是排解郁闷、能让人心平气和的重要穴位。按摩太冲穴对爱生闷气、郁闷焦虑、乳房经常发胀的女士特别有用。有人称它是"消气穴"，十分形象。按摩太冲穴时，从太冲穴按摩到行间穴，效果更好。

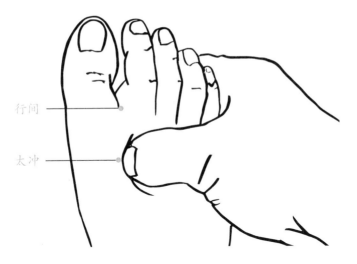

行间

太冲

按摩太冲穴，对爱生闷气、郁闷焦虑、乳房经常发胀的女士特别有用。

足三里穴是胃经的重要穴位，用拇指端按揉，每次 1~3 分钟，可以治疗神经衰弱、忧郁症、慢性胃炎等。按揉足三里穴作为一种保健方法，不仅能健脾和胃，促使饮食的消化吸收，增强人体的免疫功能，还能消除疲劳，恢复体力，使人精神焕发，青春常驻。俗话说，"常按足三里，胜吃老母鸡"，就是这个道理。

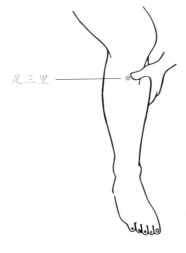

足三里

按揉足三里穴，每次1~3分钟，可以治疗神经衰弱、忧郁症、慢性胃炎等。

太冲穴和足三里穴，一个善于疏肝解郁，一个善于健脾和胃，它们是人体随身携带的"逍遥丸"。

●食物疗法

乳房胀痛的女性朋友，还可以采用食疗的方法。

双花茶：玫瑰花、月季花各9克，红茶3克。以上三味，以沸水冲泡，加盖泡40分钟，当茶，不拘时温服。

青皮麦芽饮：青皮10克，炒麦芽30克。加水适量，武火烧开后，改用文火煮15分钟，滤去药渣即成。

黄花粉丝排骨汤：黄花菜100克，排骨200克，粉丝50克，葱段、油、盐适量。黄花菜去硬蒂，洗净、浸软，备用。粉丝洗净、浸软，切成4寸长小段备用。油烧热，加入开水适量，放入排骨煮 30 分钟后，加入黄花菜再煮 5 分钟，接着加入粉丝煮 2 分钟，加葱段、盐调味，便可食用。

香附牛肉汤：香附 15 克，牛肉 100 克，盐、油适量。将牛肉切成小块，与香附一起放入砂锅中，加水，文火熬 1 小时，加入盐、油等即可。

茉莉花粥：茉莉花 5 克，粳米 60 克，白糖适量。将茉莉花用水煮开后捞出，加入粳米煮成粥后，再加白糖调食。

心理调节也是重要的预防方法。乳房胀痛的患者要尽量保持心情舒畅，可通过品读幽默文、观看小品、交友旅游等方式，保持乐观情绪。

20 痛经的烦恼随风而散

若出门在外，身边没有备用药物，用拇指按揉血海穴三五分钟，可以有效地缓解痛经。

痛经是妇女常见病之一，全球女性中 80% 有不同程度的痛经。

中医认为，痛经的原因，一种是气血的运行不畅，不通则痛，因而痛经；另一种是气血亏虚，不能营养经脉，不荣则痛。临床有气滞血瘀、寒凝胞宫、气血虚弱、湿热下注等证型。

若出门在外，身边没有备有药物，用拇指按揉血海穴三五分钟，可以有效地缓解痛经。

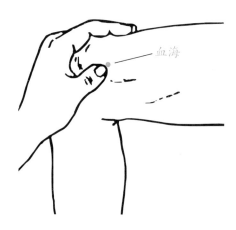

坚持按摩血海穴，可治疗月经不调、闭经、崩漏等。

我国民间还有许多行之有效的食疗方，可根据症状选用。

生姜红糖汤：生姜、大枣、红糖各 30 克。生姜洗净、切片，大枣去核，加红糖煎煮。喝汤，吃大枣。本方温经散寒，适用于寒性痛经。

山楂桂枝红糖汤：山楂 15 克，桂枝 5 克，红糖 30~50 克。山楂、桂枝装入煲内，加清水 2 碗，文火煎剩 1 碗时，加入红糖，调匀，煮沸即可。本方具有温经通脉，化瘀止痛的作用，适用于寒凝血瘀型痛经出现小腹发凉、面色无华者。

玫瑰花茶：玫瑰花 3 克，柴胡 3 克，绿茶 2 克。将以上材料用 300 毫升开水冲泡 3 分钟，即可饮用。每天 1 杯。本方疏肝解郁，情绪急躁或容易生气的痛经者可经常饮用。

玄胡益母草煮鸡蛋：玄胡 20 克，益母草 50 克，鸡蛋 2 个。

加水同煮，鸡蛋熟后去壳，再放回锅中煮20分钟左右即可。饮汤，吃鸡蛋。本方补血通经，适用于血虚痛经。

姜艾薏苡仁粥：干姜、艾叶各10克，薏苡仁30克。干姜、艾叶煎水取汁，薏苡仁煮粥至八成熟，再加入药汁同煮至熟。每天服用1次。本方温经化瘀，散寒除湿，适用于寒湿凝滞型痛经。

痛经发作时，也可以冲服中成药痛经宝颗粒，一次1包，每天3次，效果也不错。疼痛严重，不能缓解时，则须及时就医。

同时，注意饮食的合理化、科学化，可以有效地减少痛经带来的痛苦。

月经前3~5天，饮食宜清淡、易消化，不宜过饱，尤其应避免进食生冷食品。月经期除了避免生冷及不易消化食物之外，刺激性食物如辣椒、生葱、生蒜、胡椒、烈性酒等，也不宜食用。此期间，可进食热汤或热茶，有缓解疼痛的作用。

便秘可诱发痛经和增加痛感，因此痛经者平时应保持大便通畅。可多吃蜂蜜、香蕉、芹菜、白薯等，有利于通便。

非月经期要注意饮食的多样化，可以有意识地多吃一些具有理气活血作用的蔬菜、水果，如荠菜、香菜、胡萝卜、佛手瓜、橘子、木瓜等。身体虚弱、气血不足者，应当注意补气补血，鸡肉、鸭肉、鱼肉、鸡蛋、牛奶、豆类等，都有补益功效。

21 解决闭经问题，就这么简单

> 中医认为，女子以血为本，以肝为本。女子的月经是以血为源泉的，没有源头，哪来活水？月经的周期受肝的调节。肝的疏泄功能正常，月经才能按时而至。

小娜在妈妈的陪同下来找笔者，说她已经停经3个月了，体质也比以前虚弱。询问原因，才知道她原来月经基本正常，近期服用了一种减肥药，拉了几次肚子，体重确实减轻了一些，但月经却不正常了。

这属于继发性闭经。原因可能有三种：营养不良、过度紧张、睡眠不足。中医认为，女子以血为本，以肝为本。女子的月经是以血为源泉的，没有源头，哪来活水？月经的周期受肝的调节。肝的疏泄功能正常，月经才能按时而至。

针对闭经的调护，主要靠自己。首先是加强营养。过度限制饮食、服用泻下的减肥药等，可导致体重急剧下降，体脂率降低，气血不足，发生月经紊乱，因此，恢复正常的饮食非常重要。可多食红枣、花生、鸡蛋、牛奶、大枣、桂圆、核桃仁、羊肉等营养丰富的食物。其次是主食不能省。许多人错误地认为，进食蔬菜、水果能代替主食，为了保持身材而减少主食甚至不吃主食。

这是不对的，因为主食含有的营养成分是其他食物不能替代的。中医养生学讲究"五谷为养"，主食是放在首位的。小娜的病因主要在于过度地节食减肥，笔者耐心地说明了加强饮食营养的重要性，随后给出了一些食疗方供其选用。再次是消除紧张情绪。人的大脑和下丘脑统率着脑垂体的活动，对卵巢的功能有控制作用。当过度紧张，中枢神经受刺激时，卵巢功能受到影响可引起闭经。最后是保证充足的睡眠。睡眠好了，气血才有化生的时间。

除了调护，笔者还给小娜拟定了以下的综合治疗措施。

首先，补血疏肝。归脾丸每次 6 克，每天 3 次；逍遥丸每次 6 克，每天 3 次；驴胶补血颗粒，每次 1 袋，每天 3 次。

同时，可以配合按揉足三里穴和三阴交穴，每个穴位每天按揉数次，每次各 3 分钟。

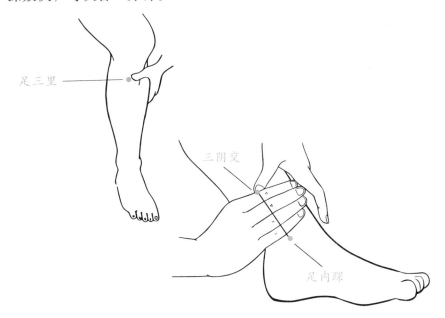

足三里

三阴交

足内踝

每天按揉足三里穴和三阴交穴数次，每次各 3 分钟，能有效改善闭经的情况。

其次，根据喜好，选用下列食疗方。

桂圆粥：干桂圆肉9克，薏苡仁30克，粳米50克，红糖1匙。干桂圆肉、薏苡仁与粳米同煮成粥，加红糖1匙即可食用。每天1次。这道粥能健脾养血调经。

糯米内金粥：鸡内金15克，生山药45克，糯米50克。以文火煮鸡内金1小时，后加糯米与山药再煮。每天服2次。这道粥能活血通经，健胃消食。

鸽肉粥：鸽肉150克，姜末20克，猪肉末50克，粳米100克，胡椒粉1克，料酒10克，麻油、食盐、味精各适量。将鸽肉去净骨刺，切块，放入碗内，加猪肉末、姜末、料酒及食盐，拌匀备用。粳米淘洗干净，下锅，加水1000毫升，烧开后放入鸽肉等，共煮成粥后，调入麻油、味精及胡椒粉即可。鸽肉粥具有滋肾养血的功效。

葵梗炖猪蹄：猪蹄250克，向日葵梗10克。将猪蹄洗净，刮去污垢后放入砂锅内，用文火炖至熟烂，加入向日葵梗，煮沸熬成浓汁，去渣，饮汁。每天服2~3次，每次20~30毫升。本方具有活血化瘀的功效。

此外，还可以穴位贴敷。山萸肉15克，当归、怀牛膝、菟丝子各12克，熟地、枸杞子各10克，川芎、白芍、益母草各20克。将这些药烘干，研成细末，装在瓶中备用。使用时，把肚脐部洗净、擦干，取一些药末，用黄酒调成糊状，贴敷在肚脐上，外用纱布覆盖，以胶布固定。每两天换药一次，可以连续贴敷，病愈为止。

两个月后，小娜发短信告知，月经已正常，身体恢复了健康。以上方案，也适合月经不调的女性。

22 白带过多，这么办

在注意个人卫生的同时，建议经常用山药粉和芡实粉煮粥。这是一道非常不错的药膳，能够健脾补肾，化湿止带，也可以治疗白带过多，预防复发。

一次偶然的机会，使笔者在短期内接触了大量白带过多的患者。那是在治好一位干燥综合征的老人之后，她问笔者能不能治疗妇科病。

笔者说，应该能看的，中医是不分科的。

原来，她的外孙女得了霉菌性阴道炎，已经半年多了，白带量很多，局部瘙痒，非常难受，有时一天要用好几片卫生巾。在省城的几家大医院都看过，口服药、外用药都用过，就是治不好，病情老是反复。这个病闹得全家不得安宁，孩子的父母还经常为此吵架。

第二天，孩子的妈妈把她带来了，才 14 岁。她妈妈讲，她已经非常注意卫生了，内衣、内裤和袜子肯定是分开洗的，内衣换得很勤，一有机会就晾晒。这样，还是没能防止霉菌的感染。

"我真的不知道该怎么办了。怎么会得上这个病？也找不到什么原因。"孩子的妈妈非常焦虑。

笔者详细询问了孩子的情况，包括饮食情况、睡眠情况、大小便情况、怕冷还是怕热、口干不干、想不想喝水、喝凉水还是热水等，并观察了她的面色、舌苔。搭脉之后，分析其病因，是脾肾亏虚，湿邪下注所致。于是开了汤药，嘱咐她们按要求煎服。

复诊时，孩子的妈妈讲，三剂药下去，白带就减少了 2/3，并且局部不痒了。一周的药吃完，白带基本上没有了。

说实话，疗效好就是对医生最大的奖赏，笔者当然非常高兴。为巩固疗效，笔者又给孩子开方子调理了三周，使之彻底恢复正常。

这件事情被医院宣传科知道了，就以《中医治好了我的霉菌性阴道炎》为题，写了一篇科普文章，发表在《扬子晚报》上。一时间，许多白带多的患者便寻上门来，甚至连同事都开玩笑说笔者"成了专门治疗阴道炎的妇科医生了"。

有这么多的患者饱受"白带多"之苦，是笔者没有想到的。更令人不解的是，这些患者有许多曾辗转于各大医院，中医西医也都看了，为什么就没有效果呢？

经过一段时间的实践和思考，笔者终于找到了症结所在：目前，不少同行对阴道炎的治疗存在误区。

误区之一，只重视外因，不重视内因。白带多一旦被诊断为霉菌性阴道炎，不管中医西医，常常以杀灭霉菌为治疗思路。其实，仔细分析一下不难发现，霉菌处处有，为什么有的人就不患病呢？其中最重要的一个内因，就是患者阴道局部的抵抗力下降，皮肤黏膜受损，不仅不能抵御外来侵略，反而成了藏污纳垢之地。筑起抵御外邪侵袭的屏障，提高局部的抗菌能力，是治疗的关键所在。这就是中医的扶正治本之法。具体来讲，就是健脾补肾。笔者常选用真武汤或参苓白术散加减。

误区之二，只重视治热，不注意治湿。许多中医一见炎症，便认为是热，就要清热解毒，而霉菌性阴道炎的主症，白带量多、清稀、色白，是以湿浊下注为主的。分析"霉菌"的"霉"字就能知道，凡是多雨多湿的地方，就容易有霉菌的生长，湿是霉菌生长的重要条件。要想治好霉菌性阴道炎，必须重视治湿。至于具体的治疗方法，可根据患者的具体情况，或燥湿，或化湿，或渗湿，或利湿。笔者常选用四妙汤或苓桂术甘汤加减，再酌量加用苦参、土茯苓、白鲜皮等，抗菌止痒。这是中医的治标之法。

此外，在注意个人卫生的同时，建议经常用山药粉和芡实粉煮粥。这是一道非常不错的药膳，能够健脾补肾，化湿止带，也可以治疗白带过多，预防复发。

23 从此不怕小儿发热

能帮助别人，让一个家庭密布的愁云一扫而光，充满阳光和希望，本身就是件无比愉快的事。与人为善，助人就是助己，既帮助了他人，自己也从中获得了快乐，何乐而不为呢？

那天接到赵老师的电话时，已经是夜里11点多了。她说，她3岁的儿子又发热了，刚刚量了体温，超过了39℃。前一段时间孩子发热，都是到儿童医院看的，输输液也就好了，可老是反反复复，不知道是怎么了。这次孩子的爸爸又不在家，外面下着雨，她一个人实在不方便到医院去，家里也没有什么药，但又怕拖到明天会耽误了孩子的病情。

笔者详细询问了孩子的情况，得知孩子除了发热之外，还咳嗽、烦躁，不时地哭闹。笔者一边安慰赵老师，让她不要着急，一边告诉她一招简单有效的方法——让孩子把前臂伸开，用手指蘸点儿温水，沿孩子的手腕轻轻而快速地往上推，推到手臂弯曲处为止。左右手臂各推300~500次。

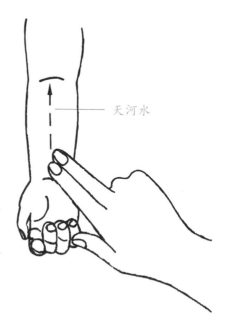

天河水

手指蘸点儿温水，沿孩子的手腕轻轻而快速地往上推，推到手臂弯曲处为止。左右手臂各推300~500次。推天河水既可以清泻肝经之火，又可以补脾经之血，对小儿发热、汗出不退、烦躁难眠、夜咳不止等热性病症尤其有效。

天河水是小儿独有的穴位线，位于前臂，从手心的劳宫穴一直到臂弯的曲泽穴。推天河水既可以清泻肝经之火，又可以补脾经之血。对小儿发热、汗出不退、烦躁难眠、夜咳不止等热性病症尤其有效果。一个小时后，笔者打电话过去，赵老师高兴地说："推过前臂以后，孩子头上有点儿出汗，量了量体温，降到了37℃。孩子现在已经睡着了。这个办法可真有效，以后我再也不怕孩子发热了。真是太感谢你了！"

能帮助别人，让一个家庭密布的愁云一扫而光，充满阳光和希望，本身就是件无比愉快的事。与人为善，助人就是助己，既帮助了他人，自己也从中获得了快乐，何乐而不为呢？

24 推拿治疗 小儿腹泻

孩子一旦有病，父母第一个想到的就是求助于医生。这固然没错，但是，须知父母才是孩子最好的医生。如果父母能学习一些简单的保健、治病知识，不仅能免去奔忙之苦，还可以及时减轻孩子的很多病苦。

某个周三上午，一个外国留学生带着他的孩子来找笔者看病。这是一个真正的"洋娃娃"，大大的眼睛，长长的睫毛，长得十分可爱。他在门诊一出现，立即吸引了很多人过来询问。

孩子的爸爸用不太流利的汉语，慢慢地对笔者说，孩子不到4岁，来中国已经3年了，一直食欲不好，动不动就拉肚子，所以越来越瘦，经常感冒。原来一拉肚子，都是去儿童医院，用抗生素治疗。这次，听别的留学生讲，中医治疗更有效，便把孩子抱了过来。

这是一个长期消化不良的孩子，小儿推拿是最好的治法。笔者一边示范，一边仔细地告诉孩子的爸爸三种防治方法。

补脾经。脾经位于孩子的拇指桡侧缘。操作时，按顺时针方向旋转推动拇指末节螺纹面，或从指尖推向指根，左右手指各推300次。补脾经推拿，可治疗孩子食欲不振、便秘、腹泻等多种疾病。每天可做1~2次。

补大肠经。大肠经在孩子的食指桡侧缘，自食指尖至虎口成一直线。操作时，从食指尖直线推动到虎口，左右手指各推300次。补大肠经推拿，可治疗孩子大肠功能紊乱引起的疾病。每天可做1~2次。

摩腹。用手掌轻摩孩子脐部及脐周腹部3分钟。肚脐，又名神阙，按摩此处，可以温经通络，调和气血，治疗脾胃病效果突出。

几天之后，这位留学生告诉笔者，孩子最近的食欲改善了，拉肚子的次数也明显减少了，大便正逐渐恢复正常。最有意思的是，孩子以前最害怕吃药打针，这次可好，每天晚上都要伸出小手，要求爸妈给他推拿。

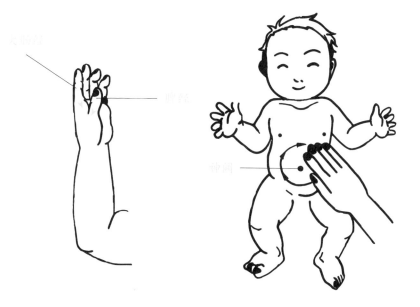

补脾经：按顺时针方向旋转推动拇指末节螺纹面，或从指尖推向指根，左右手指各推 300 次。可治疗孩子食欲不振、便秘、腹泻等多种疾病。每天可做 1~2 次。

补大肠经：从食指尖直线推动到虎口，左右手指各推 300 次。可治疗孩子大肠功能紊乱引起的疾病。每天可做 1~2 次。

摩腹：用手掌轻摩孩子脐部及脐周腹部 3 分钟。可温经通络，调和气血，治疗脾胃病效果突出。

孩子一旦有病，父母第一个想到的就是求助于医生。这固然没错，但是，须知父母才是孩子最好的医生。如果父母能学习一些简单的保健、治病知识，不仅能免去奔忙之苦，还可以及时减轻孩子的很多痛苦。

25 干燥综合征，治疗有玄机

　　特别提醒干燥综合征患者，如果您发现自己的病症具有肝郁特征，可在医生的指导下使用逍遥丸，试着服用 7~10 天，看看有没有改善。说不定，不久您就会有"柳暗花明又一村"的感觉。

　　三年前，王女士突然感到两眼视物不清，看不见一米以外的东西，走路时要用脚来探路；眼睛干涩，就像有无数颗石子在里面，疼痛难忍；特别是喉咙干得冒烟，每时每刻都要喝水；小腿上，还鼓出了密密麻麻芝麻大的黑点；最怕洗澡，稍微一搓，皮屑就往下掉，皮肤又红又痒。

　　她辗转多家医院求治，但都没有疗效。后经人介绍，找到笔者所在的门诊来治疗，服用十天的汤药后，奇迹竟然出现了：能看清东西了，眼睛也没有那么干涩，皮肤上芝麻大的黑点明显减少，特别是洗澡时也不脱皮了。

　　王女士所患的是干燥综合征。这是一种免疫系统疾病，现代医疗条件下还没有根治的办法。

　　中医一般认为，本病以口干、眼干、鼻子干为突出表现，多属于阴津亏虚，应当用滋阴生津的方法治疗。但她又有不同——有明显的肝郁特征。就诊时，她说一句话，就叹一口气，目光郁滞而又多疑多语。《黄帝内经》说"肝为语"，滔滔不绝或啰啰唆唆的人，往往是其肝气郁结，因而不由自主地想通过语言表达来疏散内心的郁滞。进一步了解得知，她退休后赋闲在家，长期心情不佳，这正是她发病的重要原因。对于这种情况，中医应当疏解其郁滞的肝气。笔者选用了逍遥丸，加上珍珠母、夏枯草、决明子、木贼等，治疗效果相当不错。

临床中发现，干燥综合征属于肝郁者非常多见，病情的变化也与患者情绪有关。这类患者要注意调整情绪，保持心情轻松。饮食则要少吃辛辣之物，多食具有理气作用的萝卜、橘子。

特别提醒干燥综合征患者，如果您发现自己的病症具有肝郁特征，可在医生的指导下使用逍遥丸，试着服用7~10天，看看有没有改善。说不定，不久您就会有"柳暗花明又一村"的感觉。

26 脚不再生"气"

为什么脚气会这么普遍呢？可能有的朋友会说，为生计所迫，很少有时间关注自己的健康。其实，这不过是一个看似很正当的理由。不少朋友有看电视的时间，有赴饭局的时间，有泡酒吧的时间，就是没有关心自己身体的时间。如果一味地找借口，纵有回春妙方，也无济于事。

有人形容说，到街上随便拦住十个成年人，如果让他们脱下鞋子，就会发现有七八个患有脚气。

为什么脚气会这么普遍呢？可能有的朋友会说，为生计所迫，很少有时间关注自己的健康。其实，这不过是一个看似很正当的理由。不少朋友有看电视的时间，有赴饭局的时间，有泡酒吧的时间，就是没有关心自己身体的时间。如果一味地找借口，纵有回春妙方，也无济于事。似乎说远了，还是回到正题上。

脚气也叫足癣，医学上将其分为三类，即糜烂型、水疱型和角化型。

糜烂型脚气：多发生在第三与第四、第四与第五脚趾之间。刚开始，趾间潮湿，由于水汽浸渍而发白或起小水疱，干后脱屑，剥去皮屑则出现湿润、潮红的糜烂面，奇痒难忍，容易继发感染。

水疱型脚气：经常发生在足缘。刚开始为壁厚而饱满的小水疱，后来则形成大水疱，疱内的液体透明，周围没有红晕。感觉奇痒，搔抓之后常因继发感染而引起丹毒、淋巴管炎等病症。

角化型脚气：多发生于足跟。主要表现为局部皮肤粗厚而干燥、角化脱屑、瘙痒，很容易发生皲裂。这种类型的脚气没有水疱和化脓，但缠绵难愈，病程较长。

其实，脚气并不难治。只要掌握正确的治疗方法，抽点儿时间关心一下双脚，完全能告别脚气的困扰，让脚不再生"气"。

治疗方法：用足光粉加水泡脚。每晚取足光粉一包，放在洗脚盆中，用开水冲开，加水适量，使水没过足面，水温以双脚能忍受为宜。浸泡30分钟左右，再用温水清洗干净。每晚泡脚一次，一般3次就可见效。

要想治愈，还应当注意：用足光粉加水浸泡双脚之后，要把穿过的鞋、袜、鞋垫等洗净，放在药液中一起浸泡一夜。第二天冲洗、晒干，穿浸洗过的鞋袜。如此连续一段时间，以后就不会再被感染了。

买不到足光粉的，可以用以下单方，效果也不错：苦参30克，白鲜皮30克，土茯苓30克，苍术25克，黄柏25克。加水1 500毫升，煎煮30分钟。稍放凉后，浸泡双脚30分钟。每天1剂，适用于各种类型的脚气。

脚气治好后，还要防止以后感染真菌而再发。以下措施非常重要：不和有脚气者同用拖鞋、浴巾、擦布和洗脚盆；保持双脚清洁、干燥，及时治疗汗脚；勤换鞋袜，穿通气良好的鞋子；不在澡堂、游泳池旁的污水中行走。

27 巧胜亚健康

常常听到不少朋友抱怨自己命不好，隔三岔五就生病。其实，这绝对是一个误解，没有所谓的命好不好——身体就像一位与您肝胆相照的朋友，您敬他一尺，他就敬您一丈。如果您过分透支自己的健康，身体就会惩罚您。

可能许多朋友都会有类似这样的经历：在一段时间内，经常感到疲劳，心情烦躁，不想吃饭，睡眠不香，动不动就感冒，总觉得身体出了问题，但到医院检查，各项指标也都正常。这时，您很可能处于亚健康状态。

处于亚健康状态的人，因有各种各样的不适，不能算健康人，也不能得到明确的疾病诊断，所以也不算真正的患者，但必须及时调治；否则就可能会大病缠身，悔之已晚。

那么，如何轻松告别亚健康呢？秘诀有四"点"。

吃得巧一点。巧妙饮食，调整酸碱食物的比例。碱性食物一般有瓜果、蔬菜、豆制品、乳制品、海带等，应注意，大多数酸味的水果也都属于碱性食物。我们常吃的鸡肉、鸭肉、鱼肉和蛋、米、面、油、糖等，都属于酸性食物。养成良好的饮食习惯，多吃蔬菜、水果等碱性食物，使膳食中碱性食物与酸性食物保持2：1，有利于保健养生。

睡得早一点。熬夜是导致身体疲劳和心理抑郁的重要原因。熬夜伤肝又伤肾，严重损害健康。睡眠不足或者作息时间不规律的危害，对精神的影响比身体更严重。如果仅仅是一两天，对健康的影响并不大，但时间长了会造成记忆力下降、注意力难以集中等问题。如果是半年到一年都如此的话，还会造成高血压等疾病。调整生活规律，劳逸结合，保证充足的睡眠，是告别亚健康的又一秘诀。

动得多一点。运动不足不仅导致体力下降，还会使代谢紊乱。许多脑力工作者常常感到头昏、乏力、精神紧张、情绪急躁、肠胃失调等，都与运动不足有关。生理学家认为，坐着工作对人的新陈代谢影响最大，也是造成新陈代谢失调的原因。终日伏案工作会使人类变得越来越胖，腰椎弯曲得越来越严重，而合理、适宜的运动，可以缓解精神紧张，改善心理状态。增加户外体育活动，每天保证一定的运动量，是战胜亚健康的法宝。

想得少一点。现代人往往承受着巨大的精神压力。这种压力长时间积蓄而得不到缓解，可使大脑超负荷运转，脑细胞就不能得到氧和营养的及时补充，进而发生内分泌紊乱，引起亚健康。要想摆脱亚健康，就要调整心态，想得开一些，想得少一些，保持积极乐观的态度，知足常乐，心安理得。

常常听到不少朋友抱怨自己命不好，隔三岔五就生病。其实，这绝对是一个误解，没有所谓的命好不好——身体就像一位与您肝胆相照的朋友，您敬他一尺，他就敬您一丈。如果您过分透支自己的健康，身体就会惩罚您。

求医解惑录

"网海无涯"问：

我长期伏案工作，时常感到肩背酸痛，请问有没有什么简单的方法消除这种症状？

王长松答：

美国医学博士安德鲁·韦尔在其著作中，曾提到两种方法可以有效缓解您所说的症状，本人在此借花献佛。

第一种：两脚分开，与肩同宽站立，两臂向两侧伸展，手心朝上，深呼吸，保持这种姿势不变，直到手臂无力支持为止。然后，尽可能慢慢地高举双手过头顶，尽量上伸，掌心相接，然后放下双臂，放松。

第二种：坐在椅子边缘，双脚分开，与肩同宽，平放在地板上，身体前倾，两臂从两腿内侧穿过，两手摸脚背外侧，保持这种姿势几分钟，腰部脊柱会得到伸展，会增强脊柱的柔韧性。

"芳草斜阳"问：

我最近常觉得很疲倦，浑身乏力，您能告诉我是怎么回事吗？

王长松答：

经常感到疲劳，力不从心，兴趣降低，影响正常生活活动，在除去药物因素的情况下，要考虑生病的可能。

疲劳倦怠、精神萎靡，有可能是糖尿病的警告信号；临床无法解释的疲劳、精力不足、情绪不稳，伴有胸闷、心慌，应警惕心肌炎、心肌梗死发生的可能；全身乏力、容易疲劳、面色发白，有可能是再生障碍性贫血；多数肝病，如肝炎和肝癌，常令人倦怠；疲乏无力，伴有情绪低落，对什么事都提不起精神，甚至有自杀的想法，要警惕抑郁症；疲乏并且怕冷有多种病因，四肢怕冷或全身怕冷，手脚冰凉，多见于贫血、心瓣膜病、甲状腺功能减退、低血压、神经症和虚寒体质。另外，肺结核、多发性硬化症、重症肌无力、慢性风湿性关节炎、甲状腺疾病，都可引起疲乏，必须及时检查，不可简单地认为是工作劳累所致。

"活到天年"问：

从先生的文章中，我知道了不同的食物具有不同的功效，千万不能乱吃。麻烦您详细介绍一下常见食物中，温、热、凉、寒、平性的食物各有哪些，可以吗？

王长松答：

不用客气。下面，我简单归纳一下，希望对您和其他朋友有所帮助。其中，有的食物温热性质不明显，一般归纳在性温一类，有的食物凉寒性质不明显，一般归纳在性凉一类。

谷物

性温：糯米、高粱。

性凉：小麦、大麦、荞麦、绿豆。

性平：大米、玉米、芋子、黄豆、黑豆、红豆。

蔬菜

性温：韭菜、芥菜、香菜、大蒜、葱、生姜、南瓜、雪里蕻、香菇、银耳、木耳、猴头菇。

性凉：芹菜、菠菜、白萝卜、莲藕、丝瓜、黄瓜、西红柿、紫菜。

性寒：白菜、空心菜、黄花菜、冬瓜、葫芦、茄子、海带、竹笋、苦瓜。

性平：马铃薯、番薯、黄豆芽、蚕豆、茼蒿、胡萝卜。

鱼肉禽蛋

性温：猪肝、猪肚、黄牛肉、羊肉、鸡肉、鸡肝、草鱼、带鱼、黄鳝、虾、海参。

性凉：猪皮、羊肝、兔肉。

性寒：猪脑、黑鱼、螃蟹、田螺。

性平：猪肉、猪心、猪肺、猪脾、猪肾、猪肠、猪脚、水牛肉、牛肝、牛肚、鸡血、乌鸡肉、鸭肉、鸽肉、鹌鹑、鲤鱼、鲫鱼、白鳝、泥鳅、银鱼、黄花鱼、鲈鱼、鳖肉、龟肉、牡蛎、海蜇、鸡蛋。

水果及其他

性温：荔枝、山橘、栗子、红糖、饴糖。

性热：辣椒、胡椒、榴梿。

性凉：苹果、梨子、香蕉、柿子、柑子、橙子、柚子、李子、茶叶。

性寒：西瓜、柠檬、菠萝、猕猴桃。

性平：葡萄、石榴、桃子、杨梅、青梅、杏子、无花果、甜杏仁、白果、莲子、牛奶、醋、酱、白糖。

第 五 章

身体的事终归要
自己说了算！

　　很多朋友生病了才想起爱惜身体，这就像到了战场上才制造武器，口渴了才去挖井一样。真正珍惜生命的人，不是等病了才重视健康，而是平时就注意身体的养护，善于聆听身体发出的声音，未病先防。会投资的人，总是先投资自己的健康。

　　健康更喜欢那些未雨绸缪的人，身体的事终归要自己说了算！那些善于"治未病"、爱惜自己身体的人，总是能够管住自己的嘴巴，具有良好的生活习惯，把身体"经营"得"红红火火"。

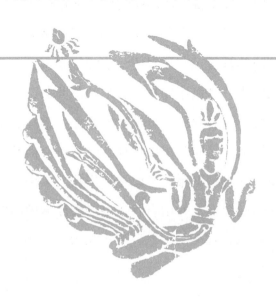

01 健康更喜欢那些
未雨绸缪的人

"正气存内，邪不可干。"要想从根本上预
防疾病的发生，最关键的，就是要保养正气，提
高抗病能力。

笔者的同事江老师说他有个习惯，不管什么时候出门，他都
会随身携带一盒速效救心丸、一支针灸针。江老师本身并没有心
脏病，但他说出门在外，一旦发现有人出现紧急情况，就可以救急。

江老师的做法值得称道。救病如救火，许多时候是需要争分
夺秒的。特别是对于心脏病患者而言，早一秒救治，就多一线生机。

笔者生长在农村，由于缺医少药，许多年长的人都有很强的
防病意识，家里经常备一些治疗疾病的常见草药。

淡竹叶、夏枯草、白茅根是许多农家备用的草药，需要时煎
汤饮用，能清热解暑，利尿降压，治疗红眼病、口腔溃疡、风热
感冒、尿路感染、高血压等病。新鲜的刺儿菜，中药名叫小蓟，
揉碎后塞鼻孔，或者煎服，可以迅速止血，治疗鼻出血、尿路出
血以及大便下血。平时收集桃树枝、红谷子，遇到孩子有麻疹而
疹出不畅时，加红糖煎服，可以透发出疹。云南白药是某些有条
件的人家珍藏的单方，外用内服，可以治疗多种出血和刀伤等。

"正气存内，邪不可干。"要想从根本上预防疾病的发生，

最关键的，就是要保养正气，提高抗病能力。在这方面，中医积累了丰富的经验，如保持心情舒畅、饮食有节、起居有常、劳逸适度、顺应四时寒暑变化、做导引按摩等。做到这些，就可以使气血充足，经络畅通，五脏六腑的生理功能正常，身心健康。即使间或有点儿小病，由于人体具有很强的抗病能力，也可以不药而愈。

02 会投资的人，总是先投资健康

真正会投资的人，必定先投资身体，投资健康，因为他们明白，拥有健康就一切都有可能，没有健康就一切都不可能。

即使您貌美如花，但如果没有健康的身体，难保不会天妒红颜，早早地香消玉殒；即使您满腹经纶，但如果没有健康的身体，也难免会天妒英才，满怀遗恨地乘风归去；即使您腰缠万贯，但如果没有健康的身体，很难说不会带着壮志未酬的遗憾匆匆离去。

真正会投资的人，必定先投资身体，投资健康，因为他们明白，拥有健康就一切都有可能，没有健康就一切都不可能。

那么，如何投资健康呢？

有人说，我花了钱，买了好几种医疗保险，有赔付就是投资健康。

这不是真正的投资健康。保险是生病之后的补偿，会减轻经济负担，但不会带来真正的健康。

有人说，我花钱为自己和家人请了私人医生，他们了解我们的体质和健康状况，有病时可以在第一时间查到病因，并且减少了许多医疗费用。

这也是有病之后的补救措施，并不是最高明的投资方式。

有人说，我花了好多钱给健康管理机构，他们给我建立健康档案，提供合适的饮食和运动建议，并且每年做一次体检，相信能及时发现健康方面的问题。

其实，就像吃喝拉撒一样，维护健康，是您自己的事情，只有您自己，才能真正掌握自己的身体状况。

花钱可以治病，却不能买回健康。投资健康，不能仅理解成是金钱的投入。投资健康，也不一定非得花钱。

对健康的真正投资，是舍得用一定的时间和精力，听一听身体的声音，给身体以休养生息的时间。

对健康的真正投资，是善待自己的身体，不能以事业、财富、名利为借口，无限制地透支体力。

对健康的真正投资，是下决心改掉不利于健康的生活方式，保证身体机能的正常运行。

对健康的真正投资，是花时间了解健康和疾病的基本规律，及时消除导致疾病的原因。

一旦真正懂得如何投资健康，您就掌握了不生病的智慧和真谛！

03 每天您都需要和您的身体交谈

我的朋友，为了您的健康，也为了您和家人的幸福，请您一定要学会听懂身体的声音！

在大多数情况下，在即将发病或疾病发生的初期，我们的身体就已经通过各种渠道，给我们传递了一些信号，提醒我们，身体的某个部位出了问题。我们常常对这种提醒，或无暇顾及，或熟视无睹，或茫然无措，错过了发现疾病、及时诊治的最佳时机。我的朋友，为了您的健康，也为了您和家人的幸福，请您一定要学会听懂身体的声音！

●梦境透露出的疾病信息

夜深人静时，是感知身体信息的最佳时机。白天外界刺激比较多，即使有不舒服的症状也不易引起注意。夜间外界的刺激减少或消失，身体的疼痛和不适感就会刺激大脑，有时就会以梦境的形式表现出来。

经常梦见自己从高处坠落，心中恐慌、紧张，落不到地上就被惊醒，提示可能有隐匿性心脏病；梦见被人追逐，却怎么也跑不快，想叫又叫不出来，提示可能为冠状动脉供血不足；梦见身体歪斜扭曲，伴有窒息感，之后突然惊醒，惶恐不安，可能为心绞痛征兆；梦见有洪水泛滥，或自己陷入水中，提示可能有肝胆疾病；经常梦见吃进不干净、腐败变质的食物，引起腹痛，提示可能有胃病；经常梦见自己腾云驾雾，看见面目狰狞的妖魔鬼怪，提示可能有循环系统或消化系统病变；经常梦见大火燎原，自己身陷火中，被火灼伤，提示可能有高血压；经常梦见自己两手麻痹，有可能是脑卒中前兆；经常梦见自己被关在暗室中，胸部受压，呼吸不畅，提示可能有呼吸系统疾病；经常梦见自己被人从后面踢伤或刺伤，醒后仍然腰痛，提示可能有腰部或肾脏隐患；经常做梦，醒后记忆清楚，头昏困倦，提示体质虚弱，或神经衰弱；经常做噩梦，提示过度劳累，焦虑紧张，身体处于亚健康状态，必须及时休整；经常反复地做一些内容大致相同的噩梦，往往是癌症和其他疾病的早期信号，甚至可能揭示将要发生疾病的部位、性质和轻重程度；经常梦见与人吵架，发怒，提示心情郁愤；梦见旅游、野外游玩，暗示厌倦工作，需要休息；睡眠中磨牙，梦见争吵怒骂，提示可能有寄生虫病。

原来没有耳鸣，或从未长期耳鸣，近期忽然出现突发性耳鸣或症状加重，应立刻检查以确定是否有心脏病；原因不明、持久不退的低音性耳鸣，如海边波涛声、机器隆隆声、虫子嗡嗡声等，应警惕鼻咽癌；双侧耳鸣，伴有头晕、头痛和失眠，可能是神经衰弱的症状；一侧耳鸣，持续性低音调，有可能是颈部肿瘤压迫同侧；还有许多耳鸣，查不到原因，可能与生活紧张、压力过大、滥用药物、睡眠不足、噪声污染有关；老年人嗅觉减退，可能与病毒长期侵袭有关；不明原因的嗅觉丧失，可见于大脑额叶底部肿瘤。

● 揭开浮肿的神秘面纱

两眼睑同时水肿，不红不痛，多见于急、慢性肾炎和肾病综合征；长期眼圈发黑，可能与慢性消耗性疾病、内分泌异常、心血管病变、微循环障碍有关；虽感到浮肿，但用手按压不出现凹陷，可能与甲状腺功能减退有关；浮肿先见于足部，然后波及面部、眼部，有可能是心脏病引起的。

● 身上的异味，也是诊断疾病的重要线索

如果发现自己身上有异味，就要提高警觉，及时就医。

烤面包味，见于伤寒；酸味，见于风湿病；酸腐味，多见于

消化不良；腐臭味，见于口腔不洁；霉臭味，提示肝脏有病；特殊的腥味，是肝硬化征兆；脓臭味，见于肺脓肿、副鼻窦炎、化脓性鼻炎，以及支气管扩张合并感染；氨气味，见于尿毒症。

●口味异常告诉您的疾病信号

酸提示慢性胃炎、消化性溃疡；甜见于糖尿病和消化系统功能紊乱；苦见于肝炎、胆结石、胆囊炎和慢性胰腺炎；严重的口苦有可能是癌症的先兆；辣见于高血压、神经症、更年期综合征；咸见于慢性咽喉炎、神经症和口腔溃疡，也见于肾虚；淡多见于消化道炎症；涩见于重度神经衰弱、严重脱水，甚至有癌症晚期的可能。

●指甲提供的疾病信息

指甲出现细长纵纹，可能是缺乏维生素 A，或身体部分组织器官发生老化；多个指甲同时出现纵纹，是肝病征兆；指甲又硬又厚、尖端上翘，可见于动脉硬化或钙化；指甲变薄、生长缓慢，除先天遗传外，多与贫血、糖尿病、心脏病、肢端动脉痉挛及末梢循环障碍有关；指甲肥厚、发黄，侧边弯度过大，失去光泽，是呼吸系统疾病、淋巴系统疾病或甲状腺疾病的特征；指甲颜色发白，可能为贫血或肝硬化；指甲尖出现白色横纹，可能为肝病征兆，若白色区域扩大，提示病情可能正逐渐向慢性肝硬化发展；指甲出现白斑多为外伤，如果斑点频繁出现，需要考虑饮食、情绪是否正常；指甲表面出现点状或丝状白斑，表示身体免疫力低下，新陈代谢异常，也可见于肝硬化、慢性肝炎、肾脏病等；指甲呈绯红色，是早期肺结核的征兆；指甲周围出现红斑，常见于皮肌炎或系统性红斑狼疮；指甲紫色，提示血液中缺氧；指甲变黄，多半有肝病；指甲发绿，为绿脓杆菌感染，或银、铅沉积；指甲发黑，提示缺乏维生素 B_{12}。

●大小便揭示身体的秘密

小便无色，见于糖尿病及慢性间质性肾炎；小便深黄如茶，见于发热、吐泻及肝炎；小便色如酱油，见于急性肾炎、黄疸型肝炎、溶血性贫血；小便发红，往往是泌尿系统及邻近器官的疾病，或是全身性疾病的征兆；尿中有泡沫且不易消失，要怀疑肾脏病引起的蛋白尿；一天排尿超过 10 次，即为尿频，病理性尿频见于膀胱结核、肿瘤、结石，以及输尿管炎、前列腺炎、前列腺增生等疾病。

经常排出细条状、扁平带状大便，表示直肠或肛门狭窄，以直肠肿瘤居多；大便一侧出现横沟，提示直肠或肛门长有赘物，应提防直肠癌；大便有大量泡沫，提示小肠消化不良；大便有黏液而无血迹，见于慢性结肠病变；大便像果冻，见于过敏性肠炎；排便习惯一直正常的中老年人，若无其他原因而发生顽固性便秘或进行性便秘，粪便变细并且混有血丝或鲜血，应怀疑患直肠癌或结肠癌的可能。

04 好习惯胜过好医生

为什么绝大部分现代人都不能活到应有的寿限呢？主要原因是我们违背了自然规律，违背了生命规律，尤其是没有良好的生活作息习惯

古代养生家认为，人的自然寿命，应当在 100~120 岁。最普遍的一种观点认为，上寿是 120 岁，中寿是 100 岁，下寿是 80 岁。有科学家提出，哺乳动物的自然寿命可以根据其生长期来测算。哺乳动物的自然寿命是其生长期的 5~7 倍，而人的生长期为 20~25 年，因此人的自然寿命应该是 100~175 岁。也有科学家用研究细胞分裂次数的方法，推算出人类的自然寿命至少应该达到 110 岁，但现代人大多活到七八十岁便辞世了。

为什么绝大部分现代人都不能活到应有的寿限呢？主要原因是我们违背了自然规律，违背了生命规律，尤其是没有良好的生活作息习惯。

要想长寿，要想健康无病，就要在生活方式上保持良好的习惯。

我国古代三大以"经"命名的奇书之一的《黄帝内经》，不仅系统地讲述了疾病产生的根源，还讲到了怎样治病，更重要的是，告诉我们怎样才不会得病，在怎样的情况下不吃药就能痊愈，

如何才能健康活到百岁以上。在《黄帝内经》的第一篇《上古天真论》中，黄帝和天师的对话，道破了长命百岁之天机："上古之人，其知道者，法于阴阳，和于术数，食饮有节，起居有常，不妄作劳，故能形与神俱，而尽终其天年，度百岁乃去。"从以上论述，我们可以知道，长寿的秘诀，即维护健康的养生之道，包括以下几个方面。

● 顺应自然

"法于阴阳，和于术数"，就是强调养生要顺应自然规律，要顺应四时阴阳的变化。千百年来，四季的更替顺序永远是春夏秋冬，大自然的阳气永远随着四季的变化而升降浮沉。人与天地相应，应当顺应这个规律来进行养生。春天是阳气生发的季节，我们应当夜卧早起，衣着宽松，缓缓散步，使情绪和畅，不要抑郁。如果违背这一法则，就会伤肝。夏天是万物繁茂的季节，我们应当夜卧早起，保持心境开朗、乐观，做到心静自然凉，不要发怒。如果背离这一原则，就会伤心。秋天是阳气敛降的季节，我们应当早卧早起，与鸡俱兴，注意保持心志安宁，收敛神气，清静养神。如果不遵循这一要求，就会伤肺。冬天是阳气闭藏的季节，我们应当早卧晚起，心志应有所收敛，不要过分兴奋而外向，以免扰动闭藏的阳气。如果做不到这些，就会伤肾。

概括而言，顺应四时阴阳进行养生，就是要根据阳气春生、夏长、秋收、冬藏的变化，保养阳气。其重点是"春夏养阳，秋冬养阴，以从其根"，这样才能"与万物沉浮于生长之门"。

由此看来，那些不分四时阴阳而超负荷的剧烈运动，对人体健康都是不利的，许多体育竞技运动可用于比赛，但不可用于养生。冬泳，更是反阴阳之道而行之，很容易招致寒邪的入侵，中医是不推荐这样的运动的。

● 食饮有节

其一是控制食量，既不过饥，也不过饱，更不暴饮暴食，做到饥饱有度。对于现代人而言，饮食八分饱是养生诀窍。其二是不偏食，做到五味调和，不过度摄食过咸、过甜、过辣、过于松软的食物，特别是不要嗜酒。其三是注意各类食物搭配，谷、肉、果、蔬，都要吃一些，特别是主食不可缺。有人为减肥而减少甚至完全不吃主食，这对健康是不利的。其四是根据自己的体质健康情况，合理进行饮食调养，做到因人而异。其五是根据节气，选择当令盛产的食物。食用反季节水果、蔬菜，并不有利于健康。

● 起居有常

起居有常，强调每天的晨起和晚上入睡，都要遵循"日出而作，日入而息"的规律。阳气在一日之内的盛衰规律是，"平旦人气生，日中而阳气隆，日西而阳气已虚，气门乃闭"。日暮之后，就应当注意保养阳气，不要扰动筋骨，不要感受雾露；否则，就会损伤阳气，发生疾病。现代人丰富的夜生活，破坏了阳气运行的规律，影响了气血生化、机体修复的时间，这是现代病多发的原因之一。

● 不妄作劳

《黄帝内经》说："生病起于过用。"不要过分地操劳，更不能无规律地长期操劳。操劳包括形劳、心劳、房劳等。形劳过度伤气，心劳过度伤血，房劳过度伤精，这些均是健康的大敌。形劳过度，是指超负荷的体力劳动或超强度的运动，将会过度消耗脏腑之气，引起全身疲乏无力、头晕、目眩等症状，于健康有害无益。心劳过度，是指思虑、悲哀、忧愁、盛怒、恐惧等过度，会损伤心脉功能，耗损心血，诱发心悸、心痛等症状。房劳过度，是指性生活过于频繁，会耗竭内脏精气和肾精，久而久之，可导致人体免疫力下降，疾病随之而来。一些脑力工作者英年早逝，与其脑力劳动过度、气血伤耗不无关系。成语"呕心沥血"就形象地说明了过度的脑力劳动对健康的伤害。

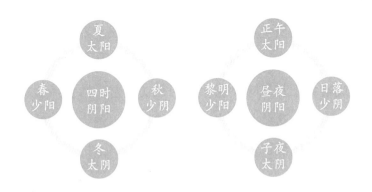

《黄帝内经》深受阴阳五行学说影响，认为人应该顺时养生。

05 很多病是吃出来的，健康也是

善于养生的人，总是能够管住自己的嘴巴，具有良好的饮食习惯，把身体"经营"得"红红火火"。

中医科病房曾收治过一个严重便秘的患者，是一个中年妇女。她说自己已有十天未解大便了，前几天还感觉不到太难受，但这几天，肚子又胀又痛，胸闷气短，心烦意乱，寝食难安。经过详细询问，才知道十天前她在朋友家打了一通宵麻将，吃了很多桂圆。

病因找到了：桂圆性质温热，吃得太多，就会引起便秘。开了几剂泻药，她服后排出大量黏稠浊便，人也顿感轻松。像她这样因管不住嘴巴而生病的，比比皆是。小孩子不知饥饱，见到好吃的，往往吃得肠满肚圆才肯罢休；有的青壮年恣食生冷、嗜酒如命，或嗜食肥甘厚味；老年人消化功能差，饮食经常超过自己的消化能力……这些都会成为疾病的根源。善于养生的人，总是能够管住自己的嘴巴，具有良好的饮食习惯，把身体"经营"得"红红火火"。

●吃饭宜细嚼慢咽

经过仔细地咀嚼，食物磨得更碎，与唾液混合得更匀，温度也变得不寒不热，恰到好处。在慢慢咀嚼的过程中，进食的刺激使大脑发出信号，要求胃开始分泌消化液，为消化即将进入的食物做好准备。慢慢地吞咽，能避免咽部和食管受到突然的、较强的刺激。总之，细嚼慢咽使食物变得更容易消化和吸收，减轻了胃肠的负担，能够避免许多疾病的发生。要记住，吃饭不是走过场，不能匆匆忙忙地填饱肚子了事。

●重视饮食平衡

食物有酸、苦、甘、辛、咸五味。酸收，苦降，甘补，辛散，咸软——不同的食物有不同的生理效能和保健价值，都是生命活动所必需的。《黄帝内经》指出，"谷肉果菜，食养尽之""五谷为养，五果为助，五畜为益，五菜为充，气味合而服之，以补精益气"。善于养生的人，首先要做到饮食的五味平衡，什么味的食物都要吃一点儿，注意荤素搭配，而不过分偏嗜。具体来说，就是以谷类为主食，肉类为副食，用蔬菜来充实，以水果为辅助，通过荤素搭配来补充脂肪、蛋白质、碳水化合物、纤维素、维生素、微量元素等人体必需的各种营养素，满足新陈代谢的需要。

其次要做到寒热平衡。中药有温、热、寒、凉四气，食物有温、热、寒、凉、平五性。食性不同，功效也不一样。寒凉类的食物，能够滋阴、清热、泻火、凉血、解毒；温热类的食物，则能温经、助阳、活血、通络、散寒。一般而言，凡体质偏热者忌吃温热性食物，以免"火上浇油"，而适宜吃寒凉性食物，以便热证寒治；凡体质虚寒者，忌食寒凉性食物，可进食温热性食物，以温散寒。健康人则应该寒热搭配，不寒不热，以平为要。

● 安排好一日三餐

饮食定时定量，既不过饥也不过饱。俗话说，"吃饭留一口，活到九十九"，再好吃的饭菜，吃个八分饱就行了。特别是要积极安排好一日三餐，不暴饮暴食。三餐合理分配，以早吃好、午吃饱、晚吃少为基本原则。

早饭宜好。经过一夜的睡眠，人体得到了充分休息，精神振奋，但胃肠已是充分排空。此时，进食高质量、高营养的精美食物，便于吸收，可以及时补充体内营养，为一天的工作学习提供充足的能量，使人精力充沛。早餐以干稀搭配为佳，这样不仅有利于吸收，也使人感觉舒适。有人为减肥而戒掉早餐，有人因忙碌而顾不上吃早餐，都是不适宜的。

午饭宜饱。中午饭具有承上启下的作用。上午的活动告一段落，下午仍需继续进行。上午能量消耗较大，应当及时补充。午饭要吃饱，强调要保证一定的饮食量。当然，也不宜吃得过饱，否则会加重胃肠负担，影响机体的正常活动和健康。

晚饭要少。晚饭时间接近睡眠，人体活动量小，故不宜多食。如果进食过多，则容易停滞，增加胃肠负担，引起消化不良，并且影响睡眠。所以，晚饭要少一些，食后适当活动，有利于消化

中医正养中国人

吸收。《备急千金要方》说的"一日之忌，暮无饱食"和"饱食即卧，乃生百病"，都是经验之谈。

此外，生病时、身体不适时、大病初愈后，应根据身体情况，适当减少食量，以利于消化功能的恢复。

●讲究饮食卫生

自古以来，饮食卫生一直是养生防病的重要内容。归纳起来，主要有三条。一是饮食要新鲜、清洁。新鲜的食物，富含的营养未被破坏，且容易消化吸收，可以补充机体所需。食物清洁，主要是避免被细菌或毒素污染的食物进入机体，还要养成饭前洗手的好习惯，避免病从口入。二是以熟食为主。大部分食物不宜生吃，需要经过烹调加热，变成熟食方可食用，特别是肉类须煮熟透才能食用。食物经加工变熟，得到清洁、消毒，除去了细菌、寄生虫、毒素等致病因素。三是注意饮食禁忌。有些动植物对人体有害，吃后会发生中毒。如生黄花菜、发芽的马铃薯、一些野生的菇类、病死的畜肉禽肉等，误食会对人体造成伤害，应多加小心。

●改掉不良习惯

对于那些已经证明对身体有害的食物，最好不吃。比如油煎油炸食品、膨化食品、腌制食品、发酵霉变食品等。也要避免恣食生冷，或食用过烫食物。不贪食，不挑食。

有人喜欢在吃饭时讨论工作、家事，甚至教育孩子，这些都是需要改正的不良习惯——《论语》中就有"食不语"的劝告。进食时，应当专心致志，抛开琐事。进食专心，既可品尝食物的味道，又有助于消化吸收，还可以有意识地做到主食与蔬菜、肉蛋等食物合理搭配，有利于增进食欲。进食时思绪万千，或边看书报边吃饭，时间长了就会纳食不香，影响消化吸收。特别是吃饭时高谈阔论，动怒生气，训斥孩子，容易使肝失条达，抑郁不舒，影响脾胃功能，妨碍食物消化吸收。因此，古人有"食后不可便怒，怒后不可便食"之说。

●注意食后养生

进食之后，为了帮助食物的消化，应做一些必要的调理。食后摩腹就是一种方便有效的保健手段。具体做法是，进食以后，双手擦热，以热手摩腹，自左而右，可连续做二三十次。这样做有利于腹腔的血液循环，促进胃肠消化功能。经常进行食后摩腹，对全身健康也有好处。食后散步也是中老年人不错的选择。俗话说："饭后百步走，能活九十九。"进食后不宜立即卧床休息，饭后做些轻缓的活动有利于胃肠蠕动，促进消化吸收，而散步是最好的活动方式之一。如果在饭后，边散步边摩腹，效果更佳。食后漱口，可以清除口腔内的食物残渣，防止口臭或发生牙周病。经常漱口可保持口腔清洁，使牙齿坚固。牙好，胃口就好，身体健康就有了保证。

06 人体喜欢沉浸在
这样的环境里

自然环境的优劣，直接影响人寿命的长短。
现代流行病的研究也已表明，人类 70%~90% 的
疾病与环境有关。人要想健康长寿，就必须建立
和保持同外在环境的和谐关系。换句话讲，挑一
块适合居住的"风水宝地"，才能够养一身抵御
外邪的浩然正气。

现代人买房，都讲究风水。这到底有没有科学道理呢？

学医时，曾经和导师探讨过有关风水和阴阳的问题，都认为
具有一定的科学道理，不能一概斥为迷信。比如说，殡仪馆、墓
地、刑场附近等"阴气"重的地方，致病的细菌、病毒就可能比
别处多；火化时尸体焚烧、土葬后尸体腐败所释放的气味，也对
人体有害——战争或灾情过后，尸横遍野，容易引起传染病流行
的原因也在这里。当然，心理上的恐惧暗示，也是诱发疾病的重
要原因。

自然环境的优劣，直接影响人寿命的长短。现代流行病的研
究也已表明，人类 70%~90% 的疾病与环境有关。人要想健康长寿，
就必须建立和保持同外在环境的和谐关系。换句话讲，挑一块适
合居住的"风水宝地"，才能够养一身抵御外邪的浩然正气。

那么，好风水应具备哪些条件呢？

观风：风水中的"风"是指"天道"，也就是人周围的天文条件，包括新鲜的空气、充沛的阳光、良好的通风等。

现代人选择居住地，要特别注意附近有没有化工厂、造纸厂、石灰厂、火力发电厂、动物饲养场、食品加工厂等可能造成大气污染，诱发某些疾病，影响人体的健康的工厂。

噪声也是现代人选择住地需要注意的问题。高速公路、火车站、飞机场附近常常会有较大噪声，时间一长就可能引发多种疾病。

看水：风水中的"水"指"地道"，也就是居住地周围的地理环境，包括洁净而充足的水源、良好的植被、幽静秀丽的景观等。尤其要注意水源是否被污染、是否含有超标的有害元素，以及水的矿化度如何、水土中是否含有大量的致病细菌、病毒、寄生虫等。

测磁场：古人看风水离不开罗盘，是很有科学道理的。通过罗盘测量，可以发现过分强大的地磁场、电磁场等。现代人则可以借助先进仪器，测定各种辐射是否超标。一旦超标，就可能会严重影响健康。

观察社会环境：包括居住地的人口密度、职业、社会经济状况、风俗习惯、治安状况等。比如，如果您是一个喜欢安静的人，就不适宜住在环境嘈杂、夜生活丰富的地方。

07 没做亏心事，不怕病敲门

从养生的角度讲，乐观豁达、身心愉悦，是抗衰老、保健康、青春常驻的法宝。保持内心纯洁，勤恳做事，踏实做人，不做亏心事，不捞意外财，这样，生活就会充实，心里就会踏实，身体也会更健康。

中国传统文化中，养生与修心养性密不可分。"善有善报，恶有恶报""没做亏心事，不怕鬼敲门""救人一命，胜造七级浮屠""多做善事，身体健康"等，都含有这样一种理念。

这到底是一种迷信宣教，还是确有科学道理？越来越多的事实表明，这样的说法是有道理的。

乐善好施能够促进健康，有延年益寿的作用，这主要与社会心理学有关。人是社会的人，必须置身于群体，既有合作又有竞争，才能充满活力。反之，若长期离群索居，就会感到一种难以忍受的孤独，这种孤独感对健康的损害极大，有心理学家将其称为随时可以爆炸的定时炸弹。做好事就是积极地与别人、与群体发生联系，这个过程会自然消除孤独感。同时，急人所难、竭力帮助别人时，心中会油然而生欣慰之感，这是一种有利于健康的良好情绪。通过帮助别人，还能增强自信，找到生命的意义，使自己充满活力。

阴暗的心理状态不利于健康。巴西医生马丁斯曾做过一项研究：他对 583 名被指控有贪污受贿行为的官员，进行了 10 年的追踪调查，结果发现，这些官员约有 60％患病或死亡。其中，癌症占 60％，心脏病占 23％，其他占 17％。马丁斯研究后认为，这些贪腐官员多病、多重病、早死亡的主要原因是：长期精神紧张，心理失衡，生活失律，神经功能、新陈代谢功能、内分泌功能和排泄功能紊乱等。

从养生的角度讲，乐观豁达、身心愉悦，是抗衰老、保健康、青春常驻的法宝。保持内心纯洁，勤恳做事，踏实做人，不做亏心事，不捞意外财，这样，生活就会充实，心里就会踏实，身体也会更健康。

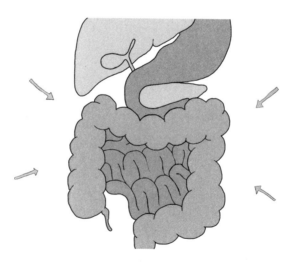

长期精神紧张会导致人的肠胃功能紊乱，宿便堆积，容易诱发各种疾病。

08 不生病的大智慧

多一点专一，少一点浮躁；多一点坚忍，少一点脆弱；多一点感恩，少一点抱怨；多一点宽容，少一点挑剔；多一点理解，少一点争执——这不仅是一种养生的智慧，更是一种处世的哲学

"恬淡虚无，真气从之，精神内守，病安从来"，这一著名论断出自《黄帝内经·素问》的第一篇，是中医养生最为强调、也是最重要的根本方法。人的心理活动与生理功能关系十分密切。心情好时，生理功能协调，内分泌系统功能佳，免疫系统也处于良好的状态，此时抵抗力强，不容易生病；悲伤、忧愁、苦闷、

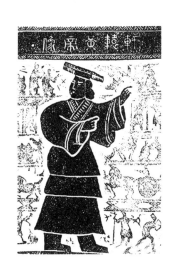

黄帝是中华民族的始祖，传说他创立了中医，托他名所作的《黄帝内经》是中医的经典之作，蕴含着无穷的养生智慧。

忧郁、焦虑时，人体生理功能失衡，内分泌系统功能出现紊乱，免疫力下降，人体虚弱，就容易得病。留心一下，大家就会发现，那些随和谦逊、与人为善、乐观豁达、与世无争的人，大多比那些心胸狭窄、刻薄吝啬、斤斤计较的人，活得更健康，活得更长寿。

恬淡虚无，并不是要求绝对安静，什么都不想，什么都不做，而是强调精神专一，摒除杂念，用神不过。心神不动，固然属静，但动而不妄动，用之不过，专而不乱，同样属于静。专心致志地工作学习，不见异思迁，不想入非非，心思专注于一点，不散乱，不昏沉，就是一种有利于身心调养的"静"。

无序和繁杂容易使人疲惫。当有许多事情要处理时，一定要分清轻重，合理安排，分批处理。干好当前的事，干好分内的事，心无旁骛，一次只做几件事，甚至一生只做一件事，不失为一种处世秘诀。

恬淡虚无，还有一层意思，就是面对挫折、坎坷，仍能够乐观上进；对待名誉得失，拿得起，放得下，想得开。有的人，受到挫折后，自暴自弃，一蹶不振，甚至走上绝路；有的人，获得成功后，骄傲自满，忘乎所以，心境浮躁，这些都是不利于健康的。毕竟，世界上没有过不去的坎。

总之，恬淡虚无并非无知、无欲、无理想、无抱负，也不是饱食终日，无所用心，而是强调在树立远大理想的同时，能够脚踏实地，专心致志地走好每一步，不能心浮气躁，这山望着那山高。

多一点专一，少一点浮躁；多一点坚忍，少一点脆弱；多一点感恩，少一点抱怨；多一点宽容，少一点挑剔；多一点理解，少一点争执——这不仅是一种养生的智慧，更是一种处世的哲学。

09 爱能疗愈身心

心中有爱，脚下就有路。爱能创造奇迹。

一支探险队在撒哈拉沙漠探险考察时，突然遇到风暴。风暴卷走了他们的帐篷，器材、设备也都没了踪影。没有食物，没有水，他们被困在了茫茫沙漠的腹地。五天后，救援队员几经周折，终于找到了他们——尽管他们都挖了一个小坑，将半个身子埋在沙坑里以减少体内水分的消耗，但还是由于干渴而死。

最后，救援队又在稍远的地方找到了探险队唯一的一对情侣的"遗体"。只见两人紧紧地拥抱在一起，肩贴着肩，头挨着头，嘴对嘴，热烈而又深情地亲吻着，就像一对庄严而又神圣的爱神，在场的人无不感动。

就在救援队员抬起他们的"遗体"往担架上放时，发现他们的身体还是软软的，有个队员突然看到女孩的嘴唇微微动了一下。经过一番抢救，这对情侣终于得救了。

一对情侣拥吻在高热的沙漠中，历经五天五夜居然大难不死，这不能不说是生命的奇迹。这一浪漫的传奇故事，在社会上引起了极大的反响。大家特别感兴趣的是，在同样的条件下，其他探险队员都已干渴而死，为什么这对热吻着的情侣能得以生存？有医学家做出了这样的解释：正是"相互近面呼吸"的方式拯救了他们——由于是嘴对嘴、鼻对鼻的呼吸，彼此吸进的都是对方呼出的湿润空气，从而减少了体内水分的消耗，延续了生命，获得了抢救的时机。

这种解释，恰恰忽略了爱的力量。崇高的爱情给了他们巨大的精神力量，激发了体内超凡的潜能。爱情和科学的结合，才使他们绝处逢生。事后，这对情侣透露了他们面对死亡威胁时的想法——男的说："能和自己心爱的人死在一起，我觉得没有什么可遗憾的。"女的说："倚靠在爱人宽广的胸怀里，与他深情地亲吻着，就像徜徉在一片浓荫里，我觉得死亡也变得无可畏惧！"

爱，确实具有不可思议的魔力。

在有爱的家庭生活的人们，身心比较健康，即使生病，康复也比较快。

心中有爱，脚下就有路。爱能创造奇迹。

跋

疾病有来路，一定有归途

怎么有这么多的患者？难道人就是为了生病而活着吗？这许许多多的病，到底能不能根治？

从医几十年，每当我看到医院里熙熙攘攘的人流，特别是看到那些一年四季不断往医院跑的熟悉面孔时，不免感慨万千。

于是，我不断寻求答案，从理论，也从实践；从中医，也从西医；从古籍，也从医学前沿……结果发现，许多疾病是完全能够根治的。

疾病本是自家生，因此，对于疾病，患者本人最有发言权。哪里不适，怎样不适，痛在何处，痛在何时……留意这些疾病的信号，是找到病根的关键。

疾病有来路，一定有归途。一旦找到了疾病的根源，对症下药，也就不难治愈了。要找到疾病的来路、根源，主要是靠我们自己。看医生、吃药打针，只能助您一臂之力，而日常的自我调理和保健，才是彻底摆脱病魔纠缠的最关键一环。

许多人平时不注意健康，有病了才去医院，并且把治愈疾病的希望完全寄托在医生身上，自己反成了旁观者，甚至有的还和医生对着干：一边吃着保肝药，一边饮食不节，烟酒不断；一边吃着补药，一边挑灯夜战，熬到黎明……这样的人，常年疾病缠身，便是一种必然。

　　我经常把这些道理讲给我的患者朋友，大家依言而行，都说有收获，终于找到了根治疾病的法宝。恢复了健康的朋友们便劝我说，您这样辛辛苦苦地把脉看病，一天最多也只能为几十号人解除病痛，不如把您的经验和见解写出来，使更多的人受益。

　　我虽然先后追随几位国家级名老中医潜心研究悬壶济世之术，也在多年前就获得了中医学博士学位，现在还带了一群研究生，但总怕自己见识尚浅，出书难免误人，因而迟迟未能动笔。

　　后来，某天，一位朋友给我打电话，聊到各自工作的一些情况。当听我说一直致力于研究疾病的根源，但对是否将其宣之于众而犹豫不决时，他说："如果你只有一杯水，你自然难以分给别人喝，但是，你现在已有一大桶水，为什么不分给别人呢？作为医生，职责就是治病救人，你这样只顾埋头研究，而不把这些研究成果拿出来和更多的人分享，实际上就是对患者的痛苦无动于衷，就是见死不救！"闻听此言，我猛然醒悟。于是，我便在繁忙的教学和出诊之余，将一些具有代表性的典型病例和自己的所思所想记录下来。如果大家能从中得到一些帮助，疾病少几分，健康多几分，我也就感到万分欣慰了。

王长松